15

あなたのエクササイズ間違っていませんか？

運動科学が教える正しい健康メソッド

桜井静香 著

DOJIN SENSHO

まえがき

わたしが運動を心から「楽しい!」と思えるようになったのは、運動科学の研究活動をするようになり、同時に運動指導を本格的に行い始めてからのことでした。それまで、ルール上で動くスポーツを実践する立場だったので、常に勝敗が頭の中にありました。よって楽しさよりも苦しさ・窮屈な感情が先立っていたのです。じつは身体の正しい使い方や運動の効果を知ったうえで運動を実践すれば、とても楽しい時間がすごせるのですよね。子どものうちに少しでもそれらを学んでいたら、大きな怪我とも無縁で、スポーツに対してマイナスの感情をもつこともなかったのかもしれません。

研究活動、運動指導に携わって以降、わたしは毎日ストレッチング運動と、(身体が歪んだらすぐ)矯正体操を実践し、特別大きな怪我・不調もなく約一六年間過ごしています。子どもを二人産んだにも関わらず、です。とくに産後は、バランスボールやストレッチング運動にどれだけ助けられたことか。これがなければ今こうして赤ん坊を膝にのせた状態で原稿を書くこともできないでしょうから（笑）。正しい運動の仕方とそのポイントなどを指導しながらつかみとり、ようやく「ああ、楽しい！　つづけてきてよかった」と思えるようになったのです。

ここで、細かいことですが案外大事な点なので、本書における「運動」と「スポーツ」の言葉の違いについて簡単にふれておきましょう。「運動」とは、体力の向上や健康維持・増進のための一手段、「スポーツ」とは、運動にルールをとりこみ、勝敗が関わるものです。そしてさまざまな種目があり、競技性が強いものととらえられています。

言葉の定義をしたついでに「スポーツ〔sport(s)〕」を英和辞典で調べてみると

（名詞）運動・スポーツ・競技会・遊び・気晴らし・娯楽、など

（動詞）陽気に遊び戯れる・楽しむ・からかう・もてあそぶ、など

といった意味が出てきます。これでも一部です。「遊び」の要素が意外と強い印象をうけませんか？　じつは、もともとの語源はラテン語の「deportare」（ＡからＢへ移動する、転じて心を重い、嫌な、塞いだ状態からそうでない状態に移す、つまり気晴らしをする、遊ぶ）というところからきているのだそうです。これは二五〇〇年も前からいわれていたそうですから、歴史の重さを感じますね。

運動のコツやポイントは一つだけではなく、その日の体調や気分によって異なります。というのも、家族とのコミュニケーション、それぞれの環境での過ごし方、仕事との兼ね合い、食事のとり方、睡眠時間……このような多くの要因が絡み合い、どの人の身体も日々変化をしているからです。その変化する身体に合わせて自分自身を動かすわけですから、正しい運動の仕方はただ一つ、というわけにはいきません。運動が嫌いになったり好きになったりする日があっても全然構わないのです。

ただ、正しい方法を学ぶことで、人生さえも変えてしまうかもしれない大きなパワーを、運動が秘めていることは間違いありません。そのことをこの何年ものあいだ、わたし自身がまさに体験しているのですから。

自分にあった運動に取り組んで、今日からあなたもすっきりとした身体を手に入れませんか？　快適なウォーキングを実践して、いい汗をかきませんか？　運動って、意外と楽しいものなんですよ。それに運動は、特別な人だけのものでもありません。ちょっとしたきっかけをつかみさえすれば、必ずその人にとっての最適な運動を獲得することができます。やがて面白みさえ感じるようにも……。

本書のメインテーマである「その人に適した正しい運動＝身体をいじめない運動」を吸収し、ぜひ――無理のない範囲で――運動に取り組んでみてください。これまでの経験から、心も豊かになり、日常生活がより一層楽しいものになると思います。その思いが、本書をとおして読者のみなさまに届けば、運動科学の研究と運動指導に携わってきた者としては望外の喜びです。

最後に、ご多忙中にもかかわらず、本書の執筆に多大なご協力をいただいた、松原貴弘〔(有) J-Spirit 代表〕、下倉淳介〔(有) ダックスカンパニー〕、浜田貴夫〔(有) ダックスカンパニー〕、柴田明〔(有) ダックスカンパニー〕、森山恵理〔(株) セントラルスポーツ〕の各氏、そしてこれまで関わってくださった多くのクライアントのみなさまやご協力くださった方がたに、改めて感謝の言葉を申し上げます。本当にありがとうございました。

あなたのエクササイズ間違っていませんか？

目次

第1章　正しい運動の第一歩として

どうして人間には運動が必要なのか？　という根本的な問いかけから、運動を行ううえで忘れてほしくない点などを、本章ではお伝えしましょう。とかく運動やスポーツは「するもの」ではなく、「観るものだ」という意識が強い見方も多く、限定された人びとのあいだで終始しがちです。長年運動指導現場で寄り添ってきたクライアントのみなさんの声をできるだけ反映させてみました。本来運動は生きていくうえで不可欠なものなのですが……。

自分の感覚を大切に

クライアントさんのなかには、トレーニングメニューを提示すると、必ずそのメニュー全体を限定された日数で、必死にこなそうとする方がいます。どんなにお仕事で疲労困憊していようが、睡眠時間が短かろうがこなそうとされる。しかしそれは、本当の意味での正しい運動とはいえません。誤った運動実践です。提示するメニューの横に、わたしは必ずメッセージを添えてきました。「この運動メニューはあくまで目安です。必ず自分の体調や生活状況とよく相談を。自分の思考や感覚をとにかく大切に！」と。いわゆる「自身との対話＝体話」を忘れないでほしい、ということです（もちろん忘れずに取り組んでいる方もたくさんいらっしゃいますが）。

たとえば、「今日はどうにもこうにも足がだるい、得意先回りで疲れたなあ」とその感情が頭に浮かんだとき。その感覚を大切にしましょう。もし提示されているジョギングメニューが三〇分であったなら、そのジョギングをウォーキングに切り替え、時間も二分の一程度に抑えます。自分の感覚を大切にし、決して鈍感にならないでほしいのです。自分と「体話」できない人は、換言すれば「自分にウソをついている」ということになります。まず、ここが正しい運動を行う前の大切な要素だとわたしは考えています。

運動は、筋肉や骨が勝手に動いて行われるものではありません（反射的運動や病的運動などは医学上区別されることもアリ）。人は必ず自分の意志で運動を開始（＝随意運動）するのです。「身体が覚える」という表現がありますが、これは第一段階として、自分で考え抜いて自らが起こした行動の結果なのです。「脳が覚えることで運動は実践される」、つまり「自分の意志で運動は開始される」ということなのです。

正しい運動への第一歩は、自分の感覚を大事にすることや体話を忘れないこと、とわたしの

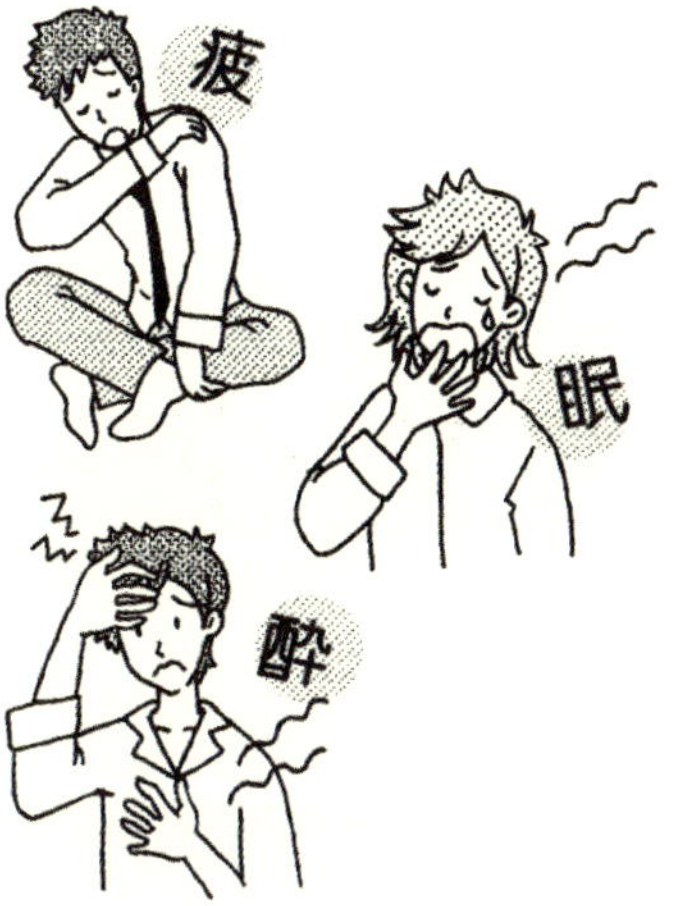

図1－1　自分の感覚を大切に

指導経験から強く感じているところです。脳と身体はつながっています（神経―筋協調性）。ここを忘れずに。昔とった杵柄、「自分だけはスポーツ経験者なので、無理は承知！」と豪語する方ほど、危険。お気持ちはよくよくわかるのですが……。

運動科学からのメッセージ

みなさんは、さまざまなスポーツや運動に取り組んで、または観戦していて、不思議に感じたことはありませんか？　たとえば、運動を行っているときの身体は、どのように変化しているのか？　あるいは、とても強いプレッシャーのなかで、一〇〇％力を出せる源は？　さらにはどんなものを食べたら、あんなに速く、美しく走れるような身体になるのか？　などで

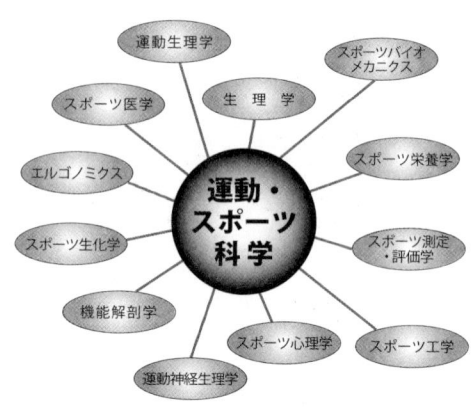

図1－2　運動・スポーツ科学は集合体学問

す。ご自身が運動に関わってきたのなら、なおさらここを追及したいと思うでしょうし、運動が苦手であった方はおそらく「同じ人間とは思えない」と感じるくらい、驚異的なものとして映ったことでしょう。

このような疑問を解決する一つの手段となるのが、「運動・スポーツ科学」という比較的新しい分野（歴史が浅い）の研究です。運動やスポーツを客観的にとらえ、物理や化学などの法則から明らかにしていくというスタイルをもつこの学問は、測定機器などの革新的な変化にともない、ここ十数年で飛躍的に進歩してきました。「人間の身体」が対象となっているため、さまざまな分野の学問が集合していることが大きな特徴です（図1－2）。

まず身体の構造を理解することで、動きの根本を見ます（機能解剖学）。そして運動・スポーツには、怪我や故障がつきものなので、いろいろな怪我を処置し、診断をくだす必要があります（スポーツ医学）。また、運動をすると、安静時とは異なり、心臓がドキドキするという現象があるため、そのしくみを理解することも大切です（運動生理学）。スポーツ競技場面では、素早く動くための方法や、勝利のために必要な技術の習得をする必要があります（運動神経生理学、スポーツ測定・評価学）。さらに、ビデオなどで身体の動きを客観的に見つめることで、自身では理解できなかった動きをとらえ、それを応用し、技術の向上につなげることもあります（スポーツバイオメカニクス、スポーツ工学）。さらには、競技大会などで緊張を抑えるようにするためのさまざまなトレーニングを開発することも必要です（スポーツ心理学、生理学）し、競技中にスタミナをおとさないための食事法なども見極めなければいけません（スポーツ栄養学）。運動・スポーツ科学とひと言でいっても、多くの要素が複雑に絡み合い、一つの運動を語っているということがおわかりになると思います。

このようにさまざまな分野の知見を集約し、はじめに述べたような疑問が解決されるようになりました。また、オリンピックなど国際レベルで活躍する日本人選手が増えてきたことにも、この運動科学が多少なりとも貢献していると考えられます。しかし、前述のとおり、運動を行う本人の感覚を置き去りにすることがあってはなりません。

運動科学とは、つねに客観的側面から事実を正直に伝えてくれる、現代では健康増進に欠かせない面をもつ学問です。参考にすべき点はしてほしいのですが、それに惑わされることのないようにお願いしたいのも事実（多くの書籍や情報が氾濫していますので）。真のしくみを知り、それを自分なりに応用することはとても大切なことです（どの分野でもこれは同じことですね）。実際に走っているあいだ、身体のなかでなにがどうなっているのだろう？　と、感覚だけですべてを理解することは困難です。感覚で覚えたことはもちろん大切に、そして実際どうなっているのかを知ったうえで、運動に取り組む。これも正しい運動の一要素かもしれません。

ですが……そもそも、スポーツの語源は遊び、気晴らしというもの。運動・スポーツ科学は遊びから発展したものですから気軽に取り組むのが一番かもしれませんね。

運動なしでは、人は死ぬ

突然ですが、「生きている」と「死んでいる」との違いはなんでしょう？　人間を含めた動物は、植物とは異なり、ダイナミックに動きます。生きていることの証の一つとして、「動く＝運動をする」ということを考慮することが大事です。動くことが日常生活のなかでは当たり前のこと、と理解されている方は大丈夫なのですが。運動指導場面で、運動プログラムを途中でリタイアされた方の多くは「運動をしなくても生きていける」という言葉を決まり文句のようにおっしゃいます。しかし、日常生活のなかでまったく筋肉を使わない時間帯はあるのでしょうか？

そもそも人間の身体は、骨や関節という大もとの構造があって、筋肉・内臓がしかるべき場所に収まっています。そして人の動きは脳が支配し、さまざまな運動を可能にしてくれます。階段の昇り降りができるのも、仕事場を歩きまわれるのも、すべてこの構造がなければなしえない。そして多くの動作はこれらの構造がスムーズに機能する、すなわち健康な状態で動くからこそ、可能となるのです。もし動かなくてもいい構造なら……骨と関節だけでもいいのです。

しかしそれでは、あらゆる生命活動を行うことは到底不可能です。なにしろ運動がない限り、笑うことも、しゃべることも、泣くことですらできないのですから。文化的活動や経済的活動も担う人間は、この「動く構造」をもってして、はじめてなにかを成し遂げることができます。動くためにつくられた身体を動かさないでいる。それは理にかなっていないないと思いませんか？

イギリスのある運動科学者は、「動けなくなること＝死ぬことだ」と断定しました。人間はなんでもボタン一つで仕事ができるように文明を発展させてきました。これらの進歩が、体内にエネルギーを過剰蓄積させてしまったのは、なんとも皮肉な話です。「動くため」につくられている身体が、動かなくなる。これでは不都合が生じても当然です。五〇年前には「運動処方」などという言葉は存在していませんでした。日常生活のなかでどこへ行くにも歩き、階段を昇り、手や洗濯板で衣類を洗い、大家族の食事の準備や後片づけ……とすべてをこなすだけで十分な運動でした。しかし時代は大きく変化をとげ、「あえて」運動をする時間を設けない限り、身体を動かす機会は大きく失われてしまいました。

運動をやめてしまうことによる悪影響は、本当に恐ろしいものです。ある人は、心臓機能が低下して、家族の支えなくしては一生を送ることができなくなりました。またある人は過度の肥満となり、病院と生涯つき合うことを余儀なくされました。運動やスポーツ活動が、身体にとっていかに大切なことなのか？　これは便利になりすぎた現代人にとって、大切なテーマです。もちろん健康という座標軸は運動という狭い範囲だけで考えるものではありませんが、実際にこの点を十分承知している方は、元気な身体を手に入れ、イキイキとしています。

「運動をなめていると早くお墓に入ることになる」――すでに明治時代にこれを提唱していたドイツ人医師ベルツ博士の言葉が、重く響いてきます。

自分をごまかさずに運動を――ライフスタイルと運動

このように、人間の生命維持に運動は不可欠な存在なのですが、ここでもう少し踏み込みたいのは、「やみくもに運動を実践すればいい」わけではないということです。ライフスタイルに無理なく導入できるような運動、それらを毎日継続できることが大切なのです。

昔スポーツ選手だったから運動しなくても元気だ、というのはちょっと危険です。昔の運動効果はとっくの昔に消え去っています。この効果はまったく貯蓄ができません。歳をとるごとに身体は残念ながら衰えてしまうのです。そのためにも運動を定期的に行い、年齢や生活状況に応じて実践することが大切になります。

たとえば、終日座り姿勢が多い方は、三〇～四〇分程度のウォーキングやジョギングに加え、骨盤周りを強化するような筋力トレーニングなどが必要です。骨盤を安定させるような骨盤体操なども加えましょう。さらにもっと大きな区分けでみれば、女性と男性、三〇代と六〇代とで実施する運動の頻度や強度も大きく変わります。女性は男性よりも筋肉の量や骨量の値がとても低い。生物学的に仕方のないことです。ここを考慮せずに男女ともに同じ運動を実践してしまうと、女性は倒れます。また、三〇代の働き盛りの方が、五〇代後半の運動習慣が多い人よりも、運動への対応力は意外と弱かったりします。このように、

- ●年齢や性別
- ●生活状況
- ●仕事の状況・頻度
- ●過去の怪我歴・既往歴・病歴
- ●現在の健康状態

●食事や睡眠のスタイル

などの要素を把握したうえで、自分にとって今必要な運動はなにか？　休日に行う運動はどんなものがよいか？　を考える必要があります。ただやみくもに、ウォーキングを一時間以上日々くり返しても、さまざまなダメージがでることに……。自分に合った運動はどんなものなのか？　体調と相談しながら取り組んでください（第5章では実践例を紹介しました）。

運動のプラスとマイナス

では運動は身体によいのか悪いのか？――この論議は長いあいだ行われてきました。運動は身体に悪いと提言した方がたは、活性酸素（細胞へのダメージ要素が強い酸素）の問題を過剰に取り上げ、身体に大きなダメージを与える運動はすべきではない、と極論を提示。反対に身体によい運動を日々実践すべきだと訴えた方がたは、歩くことなどの効能を前面に押し出し、運動不足人間は頭に血が巡らないので馬鹿になる、とまでいったほど。両者はそのテーマをあまりに強調しすぎたために、誤った解釈だけが一人歩きしてしまいました。よいか悪いか、どちらか一方の効果を強調するのは、なにも運動に限ったことではありません。両刃の剣というように、なにかの効果にはプラスもマイナスも当然あります。それではごく簡潔に、運動実践のプラスマイナスをみておきましょう。

運動実践のプラス側面

●生活習慣病などになる危険率が下がる。

●身体のなかの余分なエネルギー（体脂肪など）を減少させることができ、肥満を予防できる。

●肥満が原因の複合リスク症候群といわれるメタボリックシンドロームを予防・治療することができる。

●心臓・肺などの呼吸循環器系が強化され、若々しい血管・心臓のもち主でいられる。

●持続する力（粘り強さ）やパワーを生みだす力（力強さ）が向上し、日常生活が円滑に余裕をもって過ごせる。

●敏捷性（すばしっこさ）や柔軟性・バランス能力などが向上し、寝たきりとは無縁の生活に。より行動的な生活を維持できる。

●代謝が上がり、免疫力も向上する（適量を超えると反対に下がる）ため、さまざまなホルモンの影響で精神的にも活動的になり、いきいきとした生活を送ることができる。

運動実践のマイナス側面

●運動はやりだめができず、やめてしまうと元の状態に戻ってしまう。
●運動の効果は個人差が大きい（生活状況が反映されすぎる）。
●運動を過剰にしすぎると、活性酸素が増加し、身体に悪影響が及ぶ。
●ハードな持久的運動を継続することで性ホルモンの分泌が低下し、代わりにストレスホルモンの増大が起こる。
●過度の運動を継続することで、怪我や病気を引き起こす。

少しでもよい状態へ向かうためにも、運動実践にあたっては、その日の体調を心得て、正しい頻度や強度を守りながら行いたいものですね。ここを理解しておくことも、正しい運動への一歩となると思います。

改めて、あなたにとっての健康とは？

体力がなければ不健康か？　といえば、そんなことはありません。障害をもっていても元気なスポーツ選手や一般の方は数多くいます。その人の暮らしや立場をふまえた生活上支障をきたさない体力が有効に発揮されているのかどうか？　おいしく食事をとることができ、精神的にも、社会的にも、日々活動的に生活していくだけの身体をもっている「心と身体の体力がある」。ここがとても大切ではないでしょうか。

一人で大半のことをこなせない状況はなんともはがゆいものです。運動が日常的に組み込まれ、たまに自分の大好きな運動やスポーツに取り組んでいる方がたは、みなさん笑顔が素敵です。あらゆる測定値も年齢平均よりはるかによく、健康的な状態です。そしてよくご飯を食べています。

自分にとって健康とはどんなものなのか。一度じっくり考えてみるのもいいのではないでしょうか？

コラム　ジョギング中は会話しながらのほうが効果あり？

ジョギングをはじめて行う人へ「ゆっくり会話ができるくらいのスピードで」とアドバイスするインストラクターは多いです。また、同走者がいる場合も会話ができるくらいのスピードで走ることが望ましいといわれています。実際問題として、有酸素運動は「ある一定以上の時間を継続しつづける」必要があります。したがって、運動強度を下げることなく、かつ「楽しく」持続するという点ではこの手段は有効といえるかもしれません。ですが、どうせだったら楽しいだけではなく、呼吸循環系も強くなったらもうけもの……では？

ここで紹介する運動生理学実験のお話は、このジョギング中の会話の生理学的な応答を調べたものです。実験の参加者は、健康な成人男性（三〇歳前後）一四名でした。最大酸素摂取量（酸素を最大限とりこむことができる能力）の六五、七五、八五％強度でトレッドミルの走行を六分間ずつ行い、つぎのふた通りの走りを実施しました。

①なにも話さずにこの三種類の強度で走行。

②トレッドミルの前に貼ってある英語の文章を他人に話すように読み上げながら走行（一分間に六〇～七〇語くらいのペースで話す文章）。

①と②を比較したところ、①のほうが、スムーズな呼吸が妨げられてしまった結果、酸素の摂取量や呼吸量が減少し、それを補うために無酸素性の機構が働いて乳酸の値がやや増えてしまったようです。しかし心拍数はほとんど変化がなかったので、心臓に対しての負担はほぼ同等ではないかと考えられます。

この結果は、会話をしながらのジョギングはただ「楽しいから／運動を長つづきすることができるから」だけではなく、心臓血管系にほとんど負担をかけず、なおかつ呼吸器系をも鍛えることができるということの裏づけを示していました。また、心臓血管系の障害をもつ方へのリハビリなどにも応用できるかもしれない可能性も含んでいます。
こういった運動がなかなか長つづきしない方はぜひ、誰かを誘って始めてみてはいかがでしょう？　そして毎回の会話もお忘れなく……。

（*Medicine & Science in Sports Exercise* 2002より）

第2章　知っておきたい　運動と身体の関係

運動を考えるうえで、身体の諸臓器との関係を知ることはとても重要なことです。わたしたちの身体にはさまざまな臓器が存在し、運動との関連が比較的強いもの（弱いもの）があります。そこで本章では「心臓」「骨」「筋肉」「神経系」に絞って、それぞれの臓器と運動との関係をみていくことにしましょう。

運動と心臓

心臓は、脳を含め、全身に血液を巡らせている重要な器官です。ここの機能が正常であることは、元気に生きていくための証でもあるかもしれません。心臓と運動にはどんな関係があるのでしょうか？

図2－1は、心電図の所見と一日の歩行数との関係を調べたものです。一日の歩行数が多い人ほど、心電図で正常を示すことが多く、一万二五〇〇歩以上では、異常心電図者が一人も

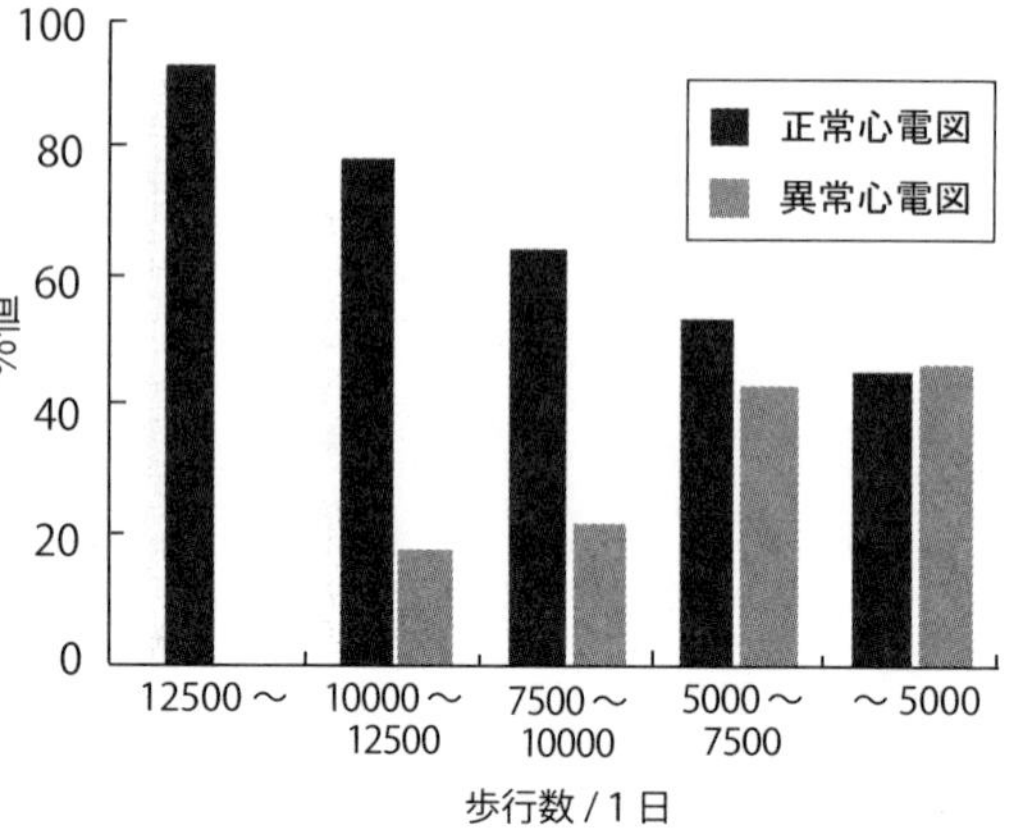

図2－1　心電図の所見と一日の歩行数との関係

厚生労働省第5次循環器疾患基礎調査データより一部改変（2000)。

表2－1　虚血性心疾患のリスクファクター

第1位	高血圧
第2位	高脂血症（高コレステロール）
第3位	運動不足
第4位	喫煙
第5位	ストレス
第6位	肥満
第7位	高齢

いませんでした。反対に、五〇〇〇歩未満の人は、約四〇%が異常心電図であると診断され、「虚血性心疾患」（心臓の筋肉、心筋そのものに血液を送る冠状動脈の硬化現象で、血液の流れの悪化から生じる心臓の病気。リスクファクターは表2－1）の発生率が急激に高まる、という報告がなされました。これは二、三日くらい歩いた人の心電図結果ではなく、何年もつづけて歩いたことから生じた結果です。つまり心電図異常などの根本的な改善には、「半年以上の運動実践」が必要であり、長い期間ウォーキングのような全身運動を実践することで、心臓の機能低下を予防できるということを示しています。

歩くという行為一つで心臓が元気になるのは嬉しいものです。実際のところ、お金もさほどかかりませんし、コツをつかむと楽しいものです（くわしくは第5章参照）。さらに、好きな運動をたまに行うことで、ストレス発散にもなることがわかっています（表2－2）。定期的な健康運動実践は、心臓も心も元気にしてくれる要素がありそうです。

表2－2　運動が冠状動脈疾患に与える影響

増　大	減　少
冠状動脈行路の形成	肥満
血管の太さ	運動不足
心筋の効率性	負荷血糖値
末梢血液配分	血清脂質
還流の効率	動脈血圧
電解質運搬機能	心拍数
赤血球・全血量	不整脈発生率
甲状腺機能	神経ホルモン亢進
成長ホルモンの産生	精神的ストレス
ストレス耐性	過度の緊張

ただ、加齢とともにさまざまな身体機能が低下することは明白な事実であり、心臓もその一つなのです。しかしウォーキングなどの全身運動を積み重ねることで、機能低下を防ぐこともさまざまな研究で示されています（くわしくは第3章参照）。できるだけ、心臓に刺激を与え、心拍数を高め、汗をほどよくかくくらいの全身運動に時間を割いていただければ、と思います。ご家族の方のためにも……。

運動と骨

骨には基本的な役割がたくさんあります。まず骨がなければわたしたちはお箸をもつことすらできません。これは骨が関節を構成している大事な要素だからです。骨があることで、筋肉を動かすことができる。これをまずは忘れないでください。さらに骨は、基本的に身体全体を支持し、安定させると同時に脳や内臓といった内部の諸臓器を保護しています。ですから、多少の衝撃にも耐えられるようになっています。

ライフスタイルによって個々人に差はありますが、男性では三〇歳前後、女性では四〇歳前後で人生最大の骨量になるといわれています（男性一キログラム、女性八〇〇グラム）。そしてその後は減少することがわかっていますが、これを維持するために、毎日のカルシウム摂取が必要となり、また適度な運動も必要になるのです。

このように骨はカルシウムの減少をくいとめる意味でも運動と密接に関わって、日々活性化して働いています。この働きがなくなると、骨は死を迎えてしまい、わたしたちは立つことすらできなくなるのです。昨今話題になっている骨粗鬆症《こつそしょうしょう》（骨塩量の減少により、骨を形成している各細胞の構造に破綻をきたし、骨強度が低下した状態。骨折に対するリスクは非常に高くな昨今この患者数は増加しており、現在では約一〇〇〇万人ほどの患者がいると推定されている）は、このカルシウム量が大きく反映した病気です。この病気は運動刺激を加えることで予防できることも長年の研究から明らかになっています。どのような運動が骨の量を増やすことに一役買っているのか、図とともにみていきましょう。

図２－２に示したベッドレストとは、重力に逆らって動くような日常動作（起き上がる、歩

く、階段を昇る、ものをつかむ、座る、立つ）をまったく行わない状態、つまり「運動ゼロ状態」のことです。このグラフでは、骨の主成分であるカルシウムとリンの排泄量が、ベッドレスト時に急激に高まっていることがわかります。これは、運動をしなくなることで、骨の主成

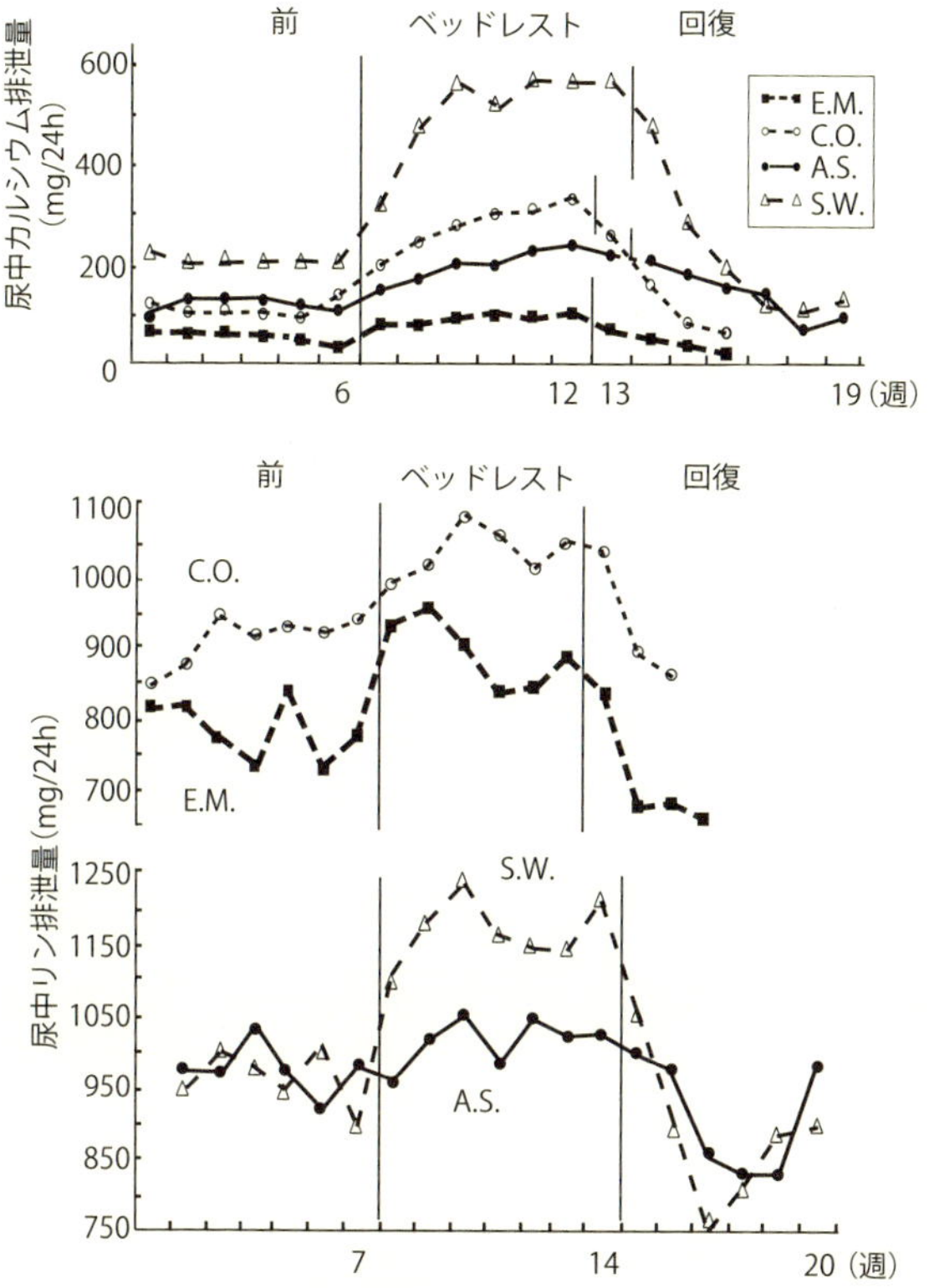

図2-2　ベッドレストが尿中のカルシウム、リンの排泄量に与える影響

Deitrick et al., *American Journal of Medicine*, vol.4, pp.3-36 (1948) より。

分であるカルシウムとリンの排泄量が高くなる、すなわち骨が「急激なスピードでもろくなっている」という危険な状態を示しています。

日常生活のちょっとした動き——これも立派な運動です——すらなくなってしまうと、骨の代謝の促進も失われ、カルシウムの定着もおぼつかなくなるのです。これはたいへん恐ろしい現象で、この結果以外にも、多くの運動生理学研究者が骨の形成には運動が必須であると語っています。全然動かないことはあまりないように思いがちですが、座りっぱなしの状態で一日いることは、危険区域に入ると考えたほうがよいでしょう。

骨を鍛える

骨を丈夫にする運動の例を、図2‐3に示しました。これは、スポーツ選手の骨密度をパーセンテージで示したものです。日々トレーニングに励む彼らは骨が丈夫に決まっている、という認識もあるでしょう。ですが、スポーツの種目によって意外と差がみられます（年齢や競技年数などは、各個人それぞれ異なります。全体的な傾向です）。

このグラフをみると、ウエイトリフティングや柔道、ラグビーなど比較的大きな力をだすようなスポーツ競技種目ほど、骨密度の値が高いことがわかります。反対に、長距離走などのような持久的要素を必要とする運動や、重力があまりかからない運動の水泳などは、値が高くありません。持久的な運動は、ストレスホルモンの分泌を高めてしまい、これが性ホルモンと大きく関わって骨の萎縮を高めてしまう、という学説が提示されています。つまり、黄体ホルモンは骨密度を高める役割を担っていますが、ストレス性のホルモン（数種）が加わることで黄体ホルモンの分泌が抑制されてしまうのです。

バスケットボールやハンドボール、ラグビーなどはコンタクトスポーツであるため、一時的な衝撃が骨密度を増加させる刺激になっているようです。ウエイトトレーニングが骨密度を増加させるのは、大きな力発揮を行うと重力に対する強いメカニカルストレス（機械的な生体系のひずみ作用。筋力トレーニングを行うことで骨にひずみを生じさせ、そこから骨細胞に破壊→再生→強化というサイクルを生みだしてあげる作用のこと）というものが、骨に対してプラスの影響を与えているからなのです。ただし、一般の方の運動強度は、スポーツ選手とは値がまったく異なります。よって指導者のアド

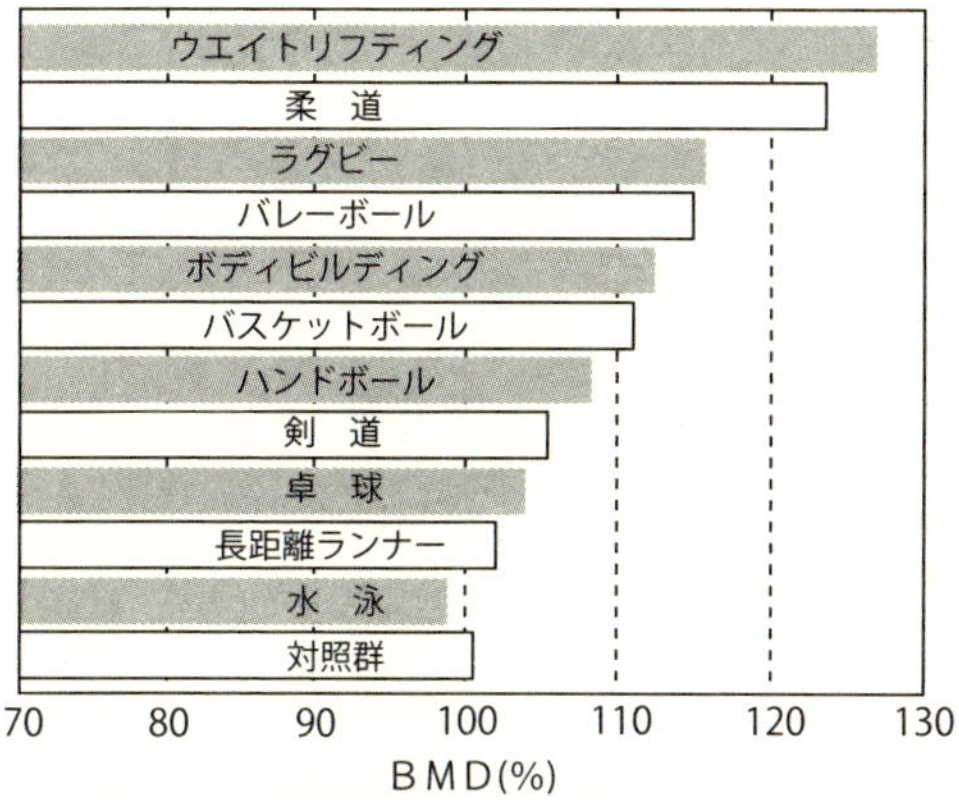

図2-3　男子スポーツ選手の骨密度（BMD）

石井直方『みんなのレジスタンストレーニング』山海堂（2000）p.78より。

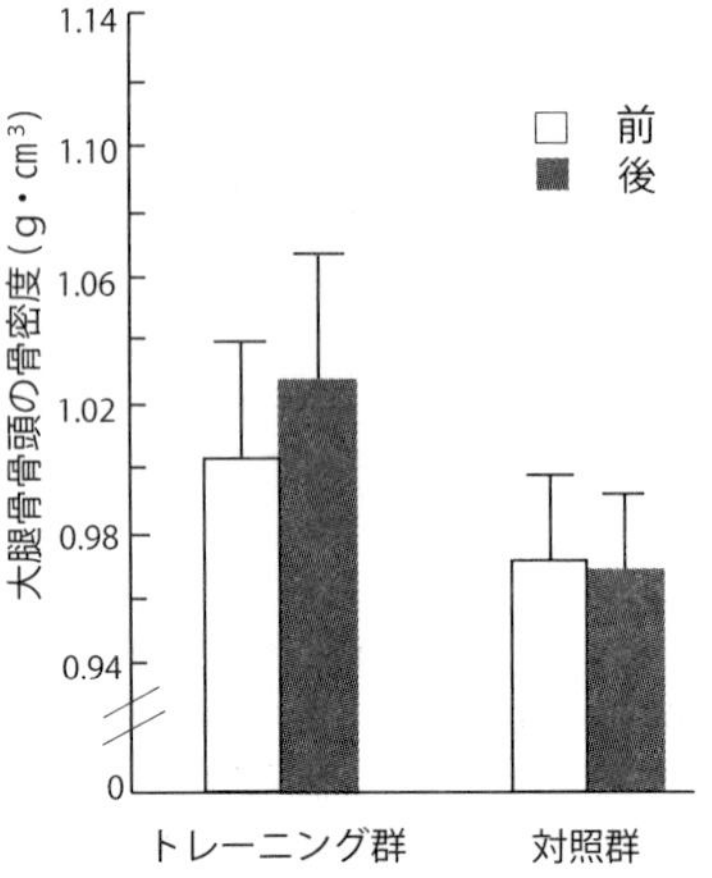

図2－4　60歳代の男性が筋力トレーニングを実施した前後での大腿骨骨頭の骨密度変化
Ryan et al., *Experimental Physiology*, vol.90-4, pp.653-661 (1994)。

バイスには耳を傾けることが重要です。自分にもっとも適切なウエイトトレーニング強度・頻度はどのくらいか？　ということを確認してから実践しないと、怪我が待っています。骨の形成の前に、骨が折れてしまうとは本末転倒ですからね。

加齢とともに骨がもろくなるのは仕方ありません。しかし、運動刺激と良質の食事で最小限に食い止めることはできます。図2－4のように、筋力トレーニングを実施すると骨密度が上昇する可能性があります。スカスカの骨になる前に、ぜひ筋力トレーニングや全身運動を実践してみてください（第5章も参照）。あるデータでは七五歳の女性が六年間毎日ゲートボールとウォーキングをつづけたことで、それまでの骨塩量よりも五〇％強の増加をみせたという報告があります。骨の健康維持には、年齢が高くても運動が欠かせないことがよくわかりますね。

運動と筋肉

筋肉は、運動やスポーツを行うことで急激に発達します。それを利用して、スポーツ選手はより強く、よりスピーディな動きを得るために、また長時間の走りや試合で疲労困憊することなく戦い抜けるように、筋力トレーニングに励んでいます。また、筋肉を伸び縮みさせることは、関節を介して骨を動かすことにもなりますから、関節を強化し、骨密度を高めることにも大きく貢献します。筋力トレーニングが怪我の予防や身体を丈夫にするといわれるのには、こういった裏づけがあるからです。

しかし、(女性などにはとくに) 筋肉に対して誤解したイメージがつきまとっているようです。ちょっと運動しただけで筋肉がムキムキと大きくなるのでは？ 逆に太るのでは？ などです。さまざまな誤解が生じているのはとても残念なことです。筋肉は骨と違い、見た目ではっきりと筋肉質かそうでないのかがわかりやすいからなのでしょうが。

ところが、筋肉も骨と同じように、身体にとってたいへん重要な役割を担っているのです。運動不足になることで、筋肉にどんな不都合が生じてしまうのか、筋肉の役割などを、図を交えながらみていきましょう。

筋肉の役割

わたしたちの身体組成のうち、四〇％強が筋肉であるといわれています。骨の七％と比較するとずいぶん大きな値です。つまり、筋肉＋骨で身体のほぼ半分を占めます。これだけの量を占めているということは、身体の中のさまざまな働き（消化器系、神経系、内分泌系、循環器系など）に対して大きく影響しているということも推察できますね。

図２－５に骨格筋（筋は骨に付着し、人の身体を形づくっているので正式にはこうよびます）のおもな役割を示しました。①は歩いて移動する、遠くにあるものを自分に近づける、重たい荷物をヨイショともち上げるような、骨格筋が運動を発動させてくれるために可能となっている動きです。②の熱の発生とは、筋肉がエネルギーを使って熱を発生させているためにわたしたちの体温が維持される、ということです。身体のなかで一番エネルギー消費量が高いのは骨格筋です。シェイプアップに効果的な運動として骨格筋を刺激するウエイトトレーニングが有効なのも、このことからわかります。③は、筋肉による収縮（ちぢむ）と弛緩（のばす）のくり返し作用が血液の流れをより良好なものにする、ということです。骨格筋が強い力を発揮すると筋内部の圧力が高まり、血液が絞り出されていきます。そして意識的に筋肉をのばしてあげると（筋肉は自動的には伸びません）反対に筋肉の中へ血液が流れこみます。ストレッチング運動はまさにこれを利用したものです（第５章参照）。④は人間としての身体の構造を

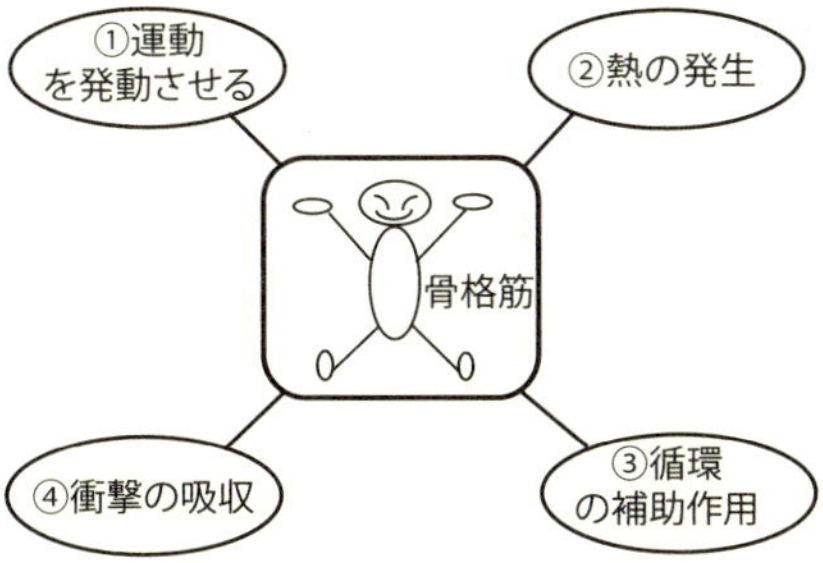

図2－5　骨格筋のおもな役割

きちんとした所定の位置にとどめておくべし、という保護の役割です。ある程度の衝撃に耐えるためにも、バランスよく筋を鍛えることは大切です。

では、骨格筋と運動の関係をみておきましょう。前述のベッドレスト実験（運動ゼロ状態実験）を、筋肉についても観察しました。トイレも寝たまま、寝返りもできるだけ制限され、六週間ほど寝たきりの状態を実験参加者は強いられました（成人男性四名）。寝たきりになる前となったあとで以下の成分が比較検討されました。

●尿の成分：尿の中に筋肉を構成するタンパク質（窒素・イオウ・カリウム）成分がたくさん含まれていると、筋肉量が減っていることがわかる。

●筋力の測定：力の出し具合にどの程度の開きがあらわれたか？　実験前と実験後に比較をすることで、筋機能の低下度合いが測れる（％表示）。

実験の結果が図2－6です。寝たきりの状態では尿中の三成分すべてが増加していることがわかります。これは寝たきり状態で不活動になり、筋肉の主成分となるタンパク質が多く分解されてしまい、「筋肉が萎縮している」状態です。このように、筋肉はまったく使わないでいると、萎縮現象が生じてしまうのです。

筋力測定の結果は表2－3に示します。身体の部位別筋力を、それぞれに筋力テストを行って比較しました。この結果をみると、ふくらはぎ（ヒラメ筋、ひふく筋）、前脛骨筋の筋力低下率はほかの部位にくらべると、ずいぶんと高い値です。このふくらはぎなどでの二〇％もの

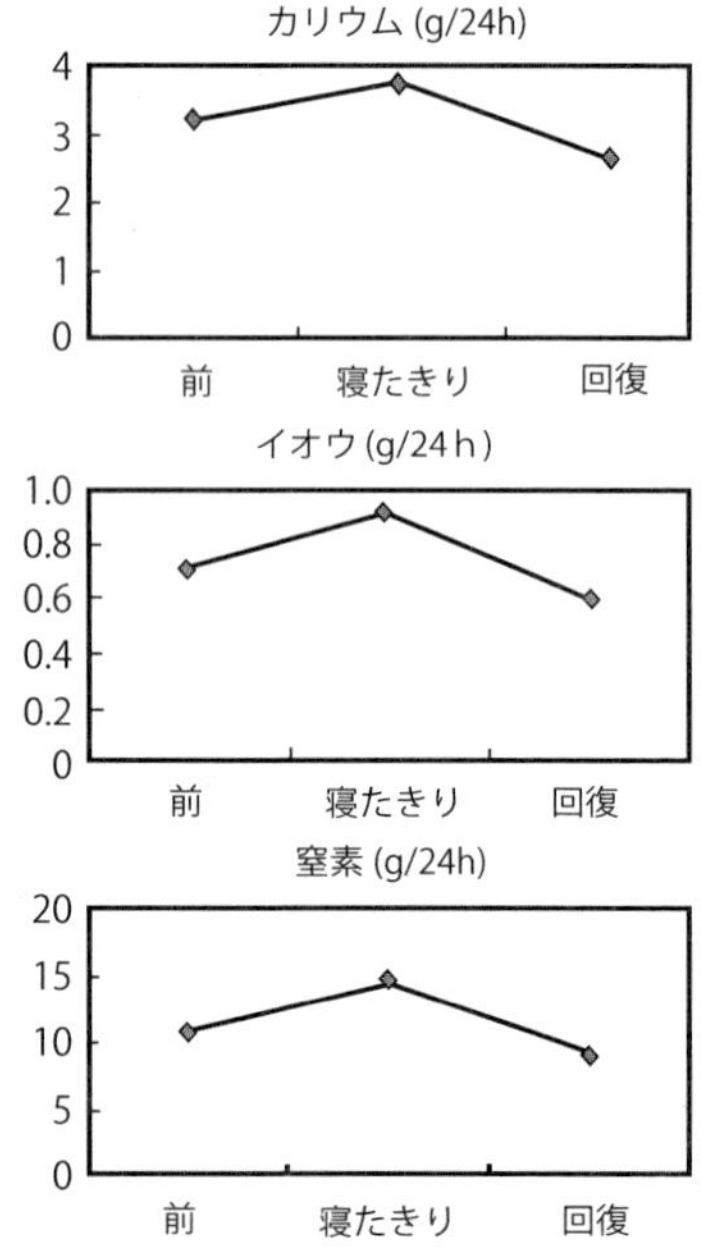

図2－6　尿中3成分の変化

石井直方,『筋と筋力の科学（1）重力と闘う筋』山海堂（2001), p.62を一部改変。

表2－3　測定筋の低下率

測定筋	低下率 (%)
上腕二頭筋	6.60
三角筋	8.70
ヒラメ筋	20.80
前脛骨筋	13.30
ひふく筋	20.60
広背筋	8.50

石井直方,『筋と筋力の科学（1）重力と闘う筋』山海堂（2001), p.62を一部改変。

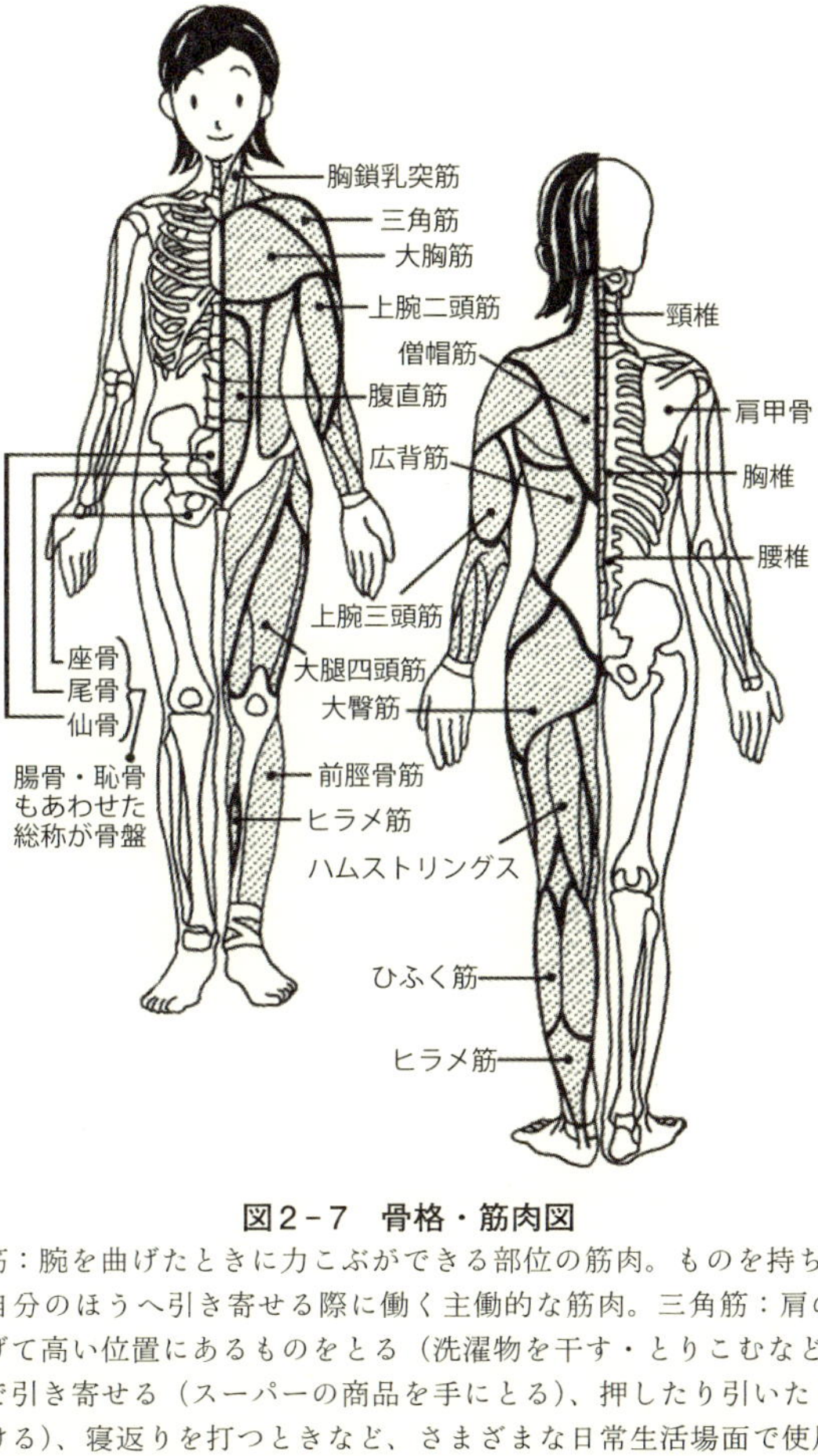

図2－7　骨格・筋肉図

上腕二頭筋：腕を曲げたときに力こぶができる部位の筋肉。ものを持ち上げたり、なにかを自分のほうへ引き寄せる際に働く主働的な筋肉。三角筋：肩の筋肉。腕を引き上げて高い位置にあるものをとる（洗濯物を干す・とりこむなど）、なにかをつかんで引き寄せる（スーパーの商品を手にとる）、押したり引いたりする（掃除機をかける）、寝返りを打つときなど、さまざまな日常生活場面で使用。ヒラメ筋・前脛骨筋（足首の屈曲・伸展にかかわる筋、過度な運動刺激が加わるとケガをしやすい部位）・ひふく筋：歩くときにもっとも酷使される筋肉。むくみやだるさといった不快な症状は、よくこの部位にあらわれる。広背筋：背中側の筋肉で、腕を引いたり、上から腕をぐっと下ろしたりするときに使われる部位。ジョギングの際、腕を一生懸命に振って走り過ぎたりすると、疲れがたまる筋肉。

筋力低下は、のちの歩行生活をかなり困難にさせてしまいました。筋肉をまったく使わないことは、筋力低下を招き、日常生活すら困難にさせてしまうのです。たいへん恐ろしい現象ですね。測定筋の役割をそれぞれ紹介しておきましょう（図2－7）。

筋肉をほとんど使わないような生活は、筋肉を急激に衰えさせ、日常生活を送ることすら困難にしてしまうのです。歩くこともままならず、ベッドから自力で起き上がるだけでも重労働、歯ブラシもうまくつかめず、外では転んでばかり……なんてことになったらたいへんです！わずか一ヶ月半ほどでこれだけの影響が出てしまうのですから怖いですね。日常生活の運動刺激でも、身体にとっては大切な刺激であるということがよくわかると思います。適度な運動刺激は、筋肉への奉仕、ご褒美なのです。

運動と神経系

筋肉が力を出すためには、脳のしかるべき領域（中枢↓脊髄↓運動神経）を媒介として筋肉へ、という動きの伝達過程が必ず必要になります。単純に歩く、走る動作一つをとってもこの経路がなければなし得ません。神経と筋肉はなにか特別な障害がない限り、必ずつながっています。運動不足になるとこの神経系発達が低下してしまい、単に筋肉が衰えて転びやすくなるというだけではなく、スムーズに足を運べなくなる、という恐ろしい現象も生じてしまうので

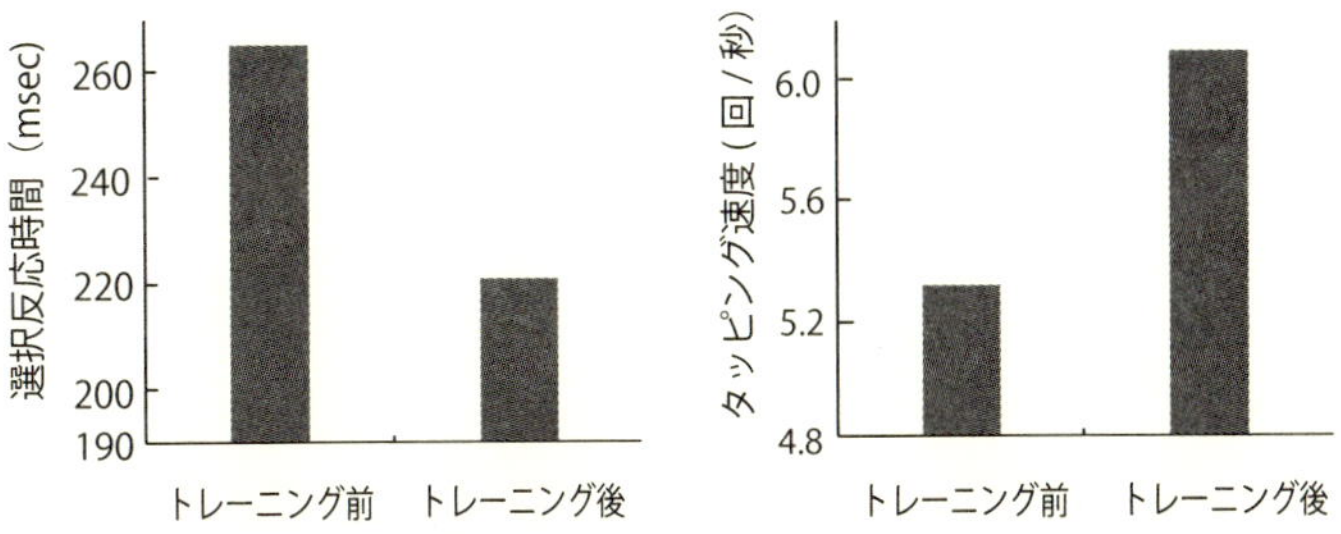

図2－8　10週間の筋力トレーニング前後での敏捷性変化

Kauranen et al., Human Motor Performance and Physiotherapy vol.1, pp.52-87 (1998) を一部改変。

す。運動の効果は筋肉や心臓に注目されがちなのですが、神経系の発達・改善にも大きな役割を担っています。

また、運動やスポーツのなかには、筋肉を収縮させるための信号を、できるだけ早く伝えなくてはならないものがあります。ボールを使った競技、たとえば野球では相手バッターが打った球に素早く反応してボールを捕りにいかなければなりません。テニスでは相手の打ったサーブに反応してボールを打ち返せなければラリーがつづくことはありません。これはスポーツ競技場面にとどまらず、健康的な運動実践の場面でも、とても大事な要素なのです。楽しみながら身体を動かすスポーツ実践がままならない、ということは神経系と筋肉の収縮興奮作用がうまく行われないことの裏返しでもあるからです。

図2－8は、週に三回、一〇週間、スピードをともなった筋力トレーニングを行った人びと（二〇～四〇代半ばの男性）の敏捷性に関連したテスト結果を、トレーニング前後で

比較したグラフです。

選択反応時間というのは、光の刺激に対してなるべく素早くスイッチを押すように指示したときの、刺激から運動までの時間のことです。時間が短くなるほど素早さが向上したことになります。タッピングは回数が多いほど、敏捷性が高まったことを反映します。このように、トレーニングを行うことによって中枢神経から筋肉へと動きの指令がスムーズに伝達され、素早い動作を起こすといった敏捷性（＝神経系の能力）が高まる効果が期待できます。すばしっこさは、成人してからもトレーニングで十分向上できるのですね。

イメージすることの効果

また、運動と神経系で忘れてはならないのがスポーツ心理学分野の一つであるイメージングスキル（イメージトレーニング）です。これが成立するのは、神経―筋協調性の回路が人間のなかに備わっているからです。脳内で狙いとする運動をイメージしただけで、実際にその運動で貢献する筋肉内の温度上昇をもたらしたり、実際のその動作に似た脳活動が観察されたり、さらにはその後の運動実践では、（イメージしないときよりも）よりよい結果をもたらすといわれるイメージトレーニング。このスキルの有効性に関する研究報告は、ここ十数年で非常に増えてきています。

第5章で紹介するさまざまな運動実践のなかで、「意識しながら」という言葉が多く出てきますが、これはこのイメージングを利用したものです。たとえばストレッチングであれば、その伸びている筋肉に意識を強くもたせることで、イメージをしないときよりも伸展度合いが高くなることがわかっています。その運動で使われている部位をできるだけ意識することは、トレーニングの時間を有効に使うことにもつながるでしょう。ある実験では、健常な男性十数名において、正しい歩行の動きのVTRを観察して、その後その歩行場面を数分間想像するだけで実際の歩行時と似た脳の活動が見られたのでした。このイメージングスキルは、スポーツや運動の場面にとどまらず、リハビリの分野（運動機能失調障害などの方への治療法として）などにも少しずつ応用されてきています。

手足—脳の協調運動

最後に運動と神経系分野で身近なお話をひとつ。みなさんは車や自転車を運転されますか？これらの運転中、人の神経系は盛んに活動をしています。運転中はさまざまな情報（周りの風景、進行方向、路面の状態、他車の動き、信号、先の目標物など）が目から入ってきます。それらの情報が脳へ伝わると、運転する側はこれらを認識し、どのように運転するかを判断します。どうハンドルを切って、いつブレーキを踏むかといった具体的な運動指令が出され、筋肉が収縮して手や足がはじめて動きます。そしてその動きがまた知覚神経でとらえられ、脳に情報がフィードバックされていくのです。

スポーツ分野でいえば、レーシングドライバーなどは、まさにこの運動—神経系の活動をフル活用しているといえるでしょう。彼らは、目から入った情報を素早く手や足の運動に結びつけることができるように、日々神経—筋協調性を高めるトレーニング（動くボールを目で見て打つ、もぐら叩きのようなゲームを行う、動く標的に向かってものを打つなど）を積極的に行っているようです。実際に、こういったドライバーと一般人でブレーキを離すタイミング実験を行ったところ、随分と大きな差がみられ、レーシングドライバーは一般人の二分の一の時間しかかからない人もいた、という研究報告があります。車や自転車の運転は座って行うために運動とは縁遠いように感じるかもしれません。しかし手足の筋肉が一つひとつ合理的に動くために、多くの神経がつねに活動をくり返しているのです。

コラム　ググッと筋肉を縮めてリラ〜ックスでパフォーマンスは向上？

ＣＲトレーニングという手法がアメリカで一時流行っていました。これは、アイソメトリックトレーニングのような「ググッ」と力を入れた筋力トレーニング直後にリラックスストレッチング（深い呼吸を意識的にしながらストレッチングする）＆パッシブストレッチング（他者が相手の身体に触れてストレッチを行ってあげる）のすべてを組み合わせたトレーニングのことです。これが、いわゆるふつうの筋力トレーニング、個別に行うストレッチングよりもさまざまなスポーツ競技でパフォーマンスを向上させるのでは？　といった声が現場からあがりました。

今回の実験は、野球選手（アマチュア上級者六名）、長距離走者（二名）、スイマー（八名）を対象として、このトレーニングが彼らの筋肉に対してどのような生理学的な影響を及ぼすのか？　を調べたものです。

●実験の参加者：アスリート一六名
●太もも前側及び後側両方のCRトレーニングを八週間実施。
●内容：アイソメトリック筋力トレーニングを一〇秒間（最大筋力の七〇%の負荷）→その直後リラックスストレッチングを二秒間（息を深く吸っておいた状態で吐く時間のみを二秒）→その後パッシブストレッチングを一五秒間実施。これをひとまとまりとして四サイクル実施。
●結果：筋の柔軟性は、約八割の人が向上。とくに太ももの後側の部分の柔軟性に変化がみられ、そして筋力自体も向上。さらに、脚の筋力トレーニングマシーンをどのくらいのスピードで動かすことができるのかを測定したところ、七割くらいの人が向上した。

……筋肉の柔軟性や力、さらにはそのスピードも向上するような今回の結果からみれば、単純な筋力トレーニング、ストレッチングと区別して行うよりも、CRトレーニングのように一貫性と流れのあるトレーニングは筋肉に対して「プラスの生理学的影響」をもたらす可能性を感じます。しかし、これが実際のパフォーマンスと直接的にどう結びつくかは、少々考えなければいけないところですね（野球やスイミングは、上半身も大きく関連しますし、ランニングでは筋の持久力も忘れてはいけません）。

昨今の運動指導現場では、さまざまなトレーニング方法が運動科学研究よりも先に先にと実践されることがしばしばです。ここに紹介したトレーニングもそうでした。ここ最近では骨盤ダイエット法（骨盤体操を積極的に実施することで血流を促進し、シェイプアップにつなげるというもの）や4スタンス理論（ヒトの重心位置は四種類に大別され、それぞれの位置によって練習方法が異なる）など、現場で先にそれなりの成果が示されているものが話題をよび、多くの人が実践する傾向にあります。

しかし、本格的に科学的裏づけをともなった証明をもって行われていないのが現状です。よって今回の実験のように現場から声があがり、それを研究の分野で再検証し、といった理想的な形がどのトレーニングに関してもとられるようになると、実践する側も安心して行えるのかもしれません。まあでも……実際にパフォーマンスが向上しているのであれば、実践したっていいでしょう？　という現場の強い声もよくわかりますので、なかなか難しいところではありますね……。

（*European Journal of Applied physiology* 1999 より）

第3章　中高年と運動――生活習慣病予防のためにも運動実践を

健康状態に影響を及ぼすような問題は、中高年とよばれる年齢（四五〜六五歳程度）にさしかかった人びとにとっては、より身近な問題です。中高年という世代は、放っておくとどんどん身体機能が衰えてしまうからです。ここでは、生活習慣病対策を含めた、中高年と運動の問題を簡単にみていきましょう。

気づきにくい体力低下

まず図3－1をみてください。中高年の段階にさしかかると、わたしたちの身体の衰えは現れてきます。この図は、身体のさまざまな機能が、年に約一％ずつ減少していくことを示しています。

一％ずつということは、一〇年、二〇年経ってやっと全体の一〜二割の体力低下に気づくことになる、ということです。ただ、日常生活がうまく送れなくなるわけではないため、そこか

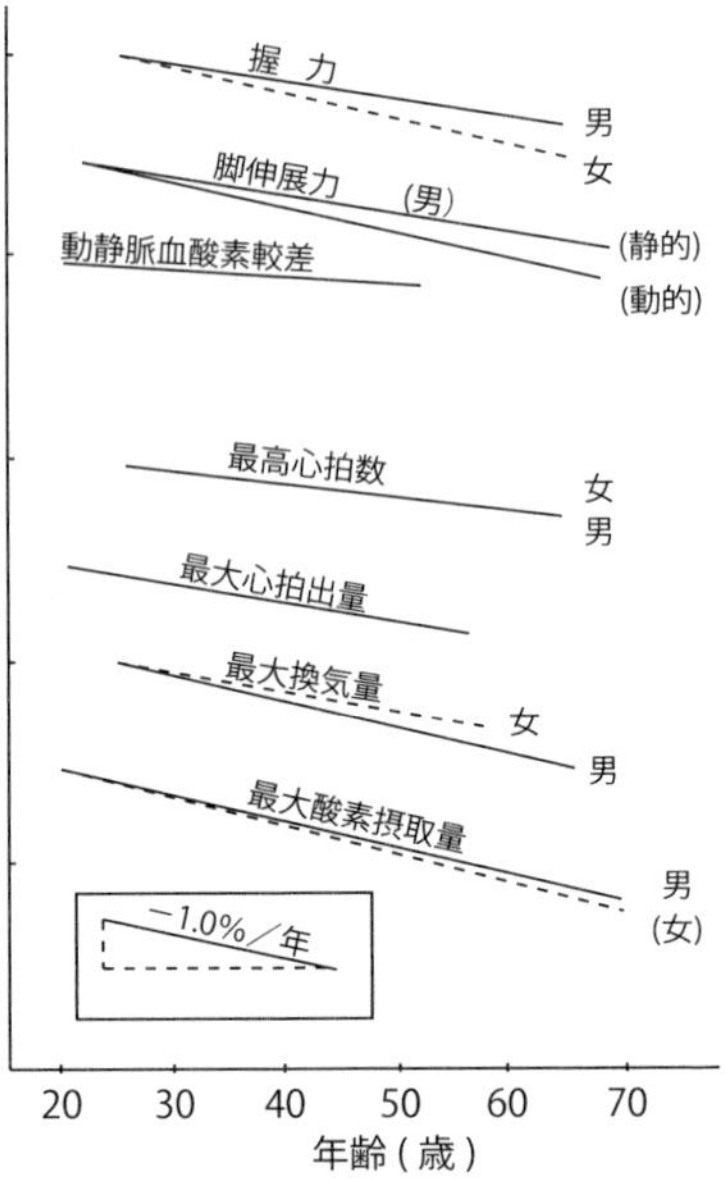

図３－１　加齢にともなう身体諸機能の変化

宮下充正『運動するから健康である』東京大学出版会（1995）pp.87-95より。

らまた一〇年ほど経ったときにはじめて、体力の衰えや身体の変化がより明らかになってきます。しかしその状態から急に運動を開始しても、体力が復活するのは難しいですね。

毎日とにかく歩くこと！　のすすめ——体力と脚力も向上します

ウォーキング（第５章参照）は手軽に始められる運動であるとともに、普段の生活のなかでもすでに「歩いている」ため、どんな年代の方がたにも始めやすい運動です。図３－２は、運動の「粘り強さ（持久力の強さ）」の指標となる乳酸性作業閾値（有酸素的な運動の調節機構。エネルギーを供給できる運動強度の最大値）と「力強さ（どのくらいのパワーがあるか）」の指標である脚伸展パワー（足を前に振り上げるときに使われる大腿部の筋肉の貢献度）と、一日の歩行数の関係を示した図です。対象となったのは中高年世代の方がたです。

この図から、普段の歩いている量だけでも、体力レベルに大きな影響を及ぼすことがわかります。ウォーキングが心臓の機能を高めることは第2章でも示しましたが、その「歩く」という運動を開始するのは、神経—筋の協調性と筋肉自体の力です。歩くことは心臓機能を高めるような粘り強さだけでなく、脚力もアップできる大切な運動なのです。単純に長生きをする、というのではなく、「元気で体力も十分あっての」長生きは、運動なしでは実現しないのですね。

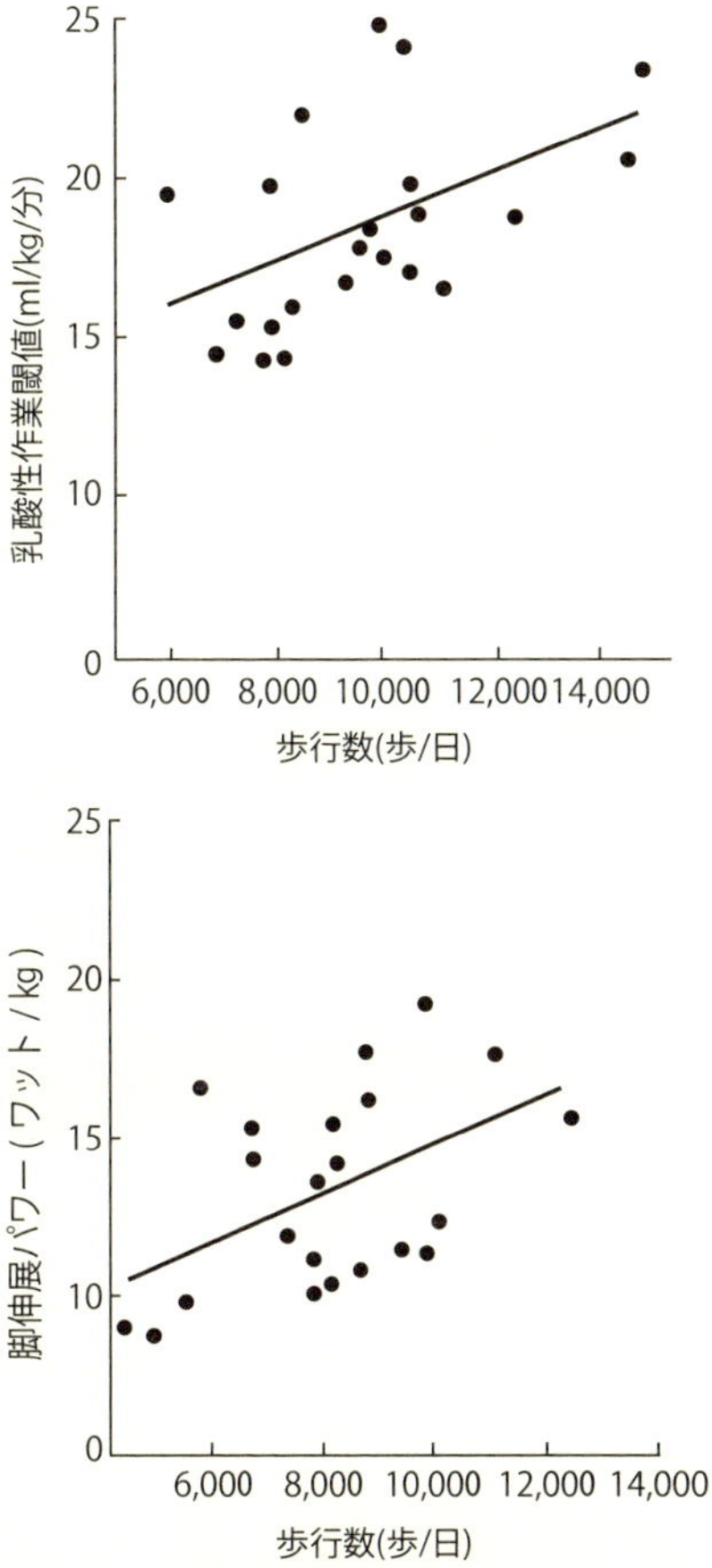

図3-2　一日の歩行数と乳酸性作業閾値および脚伸展パワーの関係

島田ら、国立健康栄養研究所研究報告書 vol.46, pp.1-17（1997）より。

中高年の敵――生活習慣病

生活習慣病とは、四〇代以降の成人において突然死や長期の障害（脳卒中・ガン・心臓病・糖尿病など）をもたらすものを指します。現実的に、「身体がおかしな状態になってから」でないとドクターの診断を受けない方が多いため、気がついたらずいぶんと病気が進行してしまったというケースは多いのです（図3－3）。

生活習慣病の多くは、その病気にかかりやすい体質に加え、不適切な食習慣や運動不足、さ

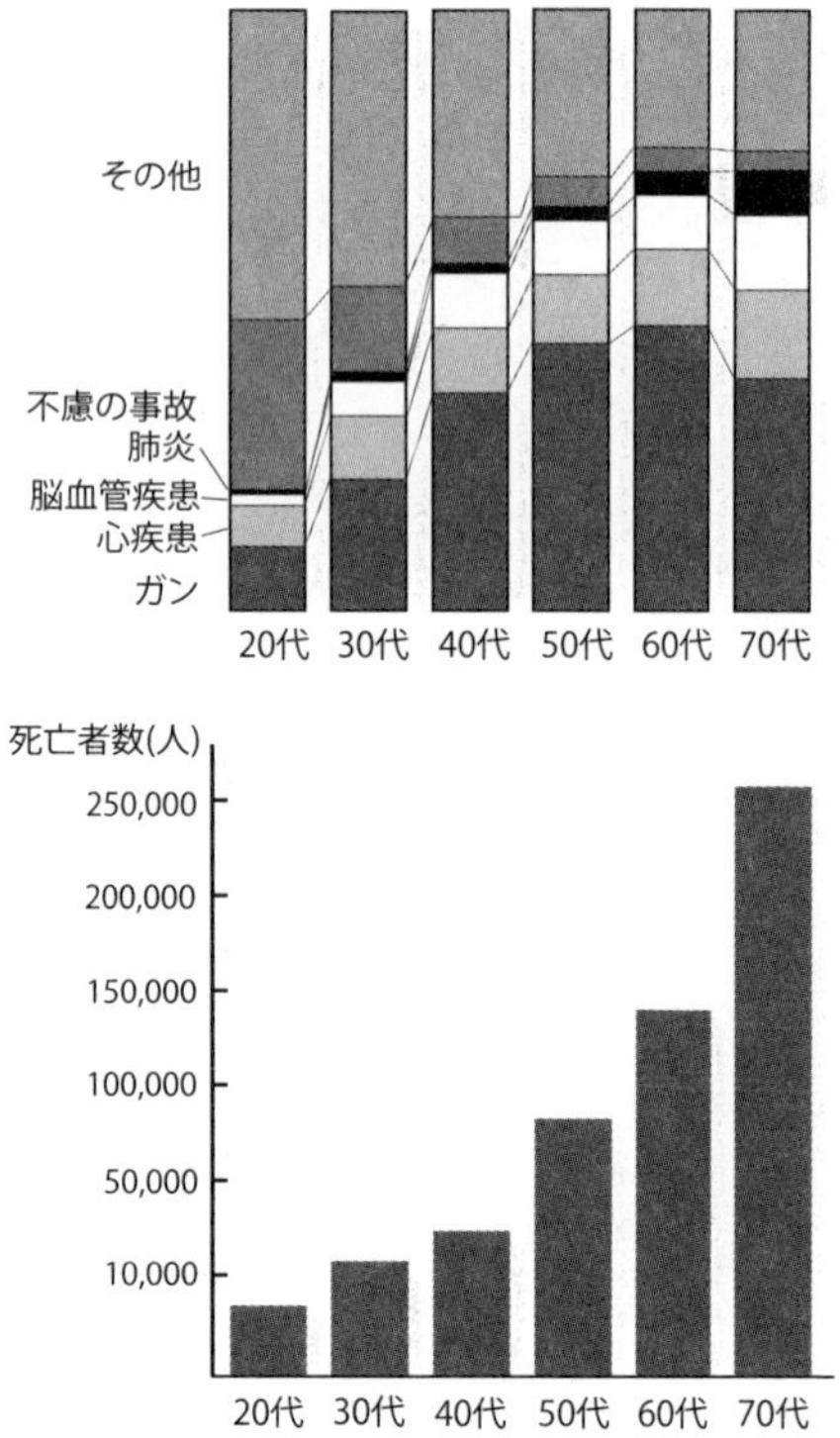

図3－3　年代別に見たおもな死亡原因と死亡者数

厚生労働省平成13年人口動態統計概況

らにここ数年では、精神的なストレスなどが重なって発症してしまう、と考えられています。危険因子はたくさんあるのですが、まず第一に取り上げなければならないのが「肥満」といえるでしょう。肥満は、とくに体重が多くなくとも体脂肪（とくに内臓脂肪）が過剰に蓄積した状態のことをいいます。肥満は「万病のもと」といわれるだけあって、これが進行すると高脂血症や高血圧症、糖尿病などのほかの病気を合併し、ついには治療が必要となってしまいます。さらにこの肥満が一番の起因となってほかの危険因子が集中し、動脈硬化が進行して心筋梗塞や脳卒中などの病気が起こるメタボリックシンドロームに発展する危険も避けられなくなります。ほかに精神的なストレスや栄養過多、運動不足、遺伝的な問題など、リスクは多くありますが、どれも生活習慣に起因しているので、その習慣は自分で変えることが可能です。

ただ、運動の習慣を「新たに加える」ことは、なかなか容易ではありません。とはいえ、現在行っている生活習慣の内容を変えず病気になることと今の自分にない状況を新たに加えることの、どちらがたいへんか……。運動は本当に大切なものです。第2章でも述べましたが元気で楽しく快適に過ごす、これは運動なしではなかなか難しいのが実状です。

運動実践で生活習慣病予防——効果的な運動プログラム

生活習慣病を運動で予防する方法を、ここで簡単にみておきましょう。生活習慣病予防に適したおおよその目安となる運動として掲げたのは、健康運動指導士会が提唱しているつぎの三種類の運動です。

●ウォーキングや水泳などのエアロビック的な運動
●筋力トレーニング
●ストレッチング運動

これらの運動が生活習慣病対策の推薦運動である理由と運動プログラムの目安を紹介します（ただし、ストレッチング運動に関してはプログラム記載からはずしています。ストレッチング運動は長いあいだ使わなかった筋肉や関節を、ゆっくりと伸ばして運動に入りやすい状態にするようなウォーミングアップ的要素が強いものです。また整理運動としても有名です。詳細は第5章をご覧ください）。

(1)体脂肪を減らし、基礎代謝を高める

酸素をより多く取り込んでエネルギーを消費するエアロビック的な運動は、脂肪を燃やす運動として多くの運動療法現場で推奨されています。最大酸素摂取量（単位時間当たりで身体のさまざまな組織が酸素を取り込む最大量のこと。この値が大きいほど全身持久力、つまり粘り強さが優れていると評価される）の五〇％強度になると、全体のエネルギーの「約半分」が脂肪でまかなわれるようになります。また、三〇分以上のエアロビック運動を行うことで、血液中の脂肪酸が燃焼し、内臓脂肪の減少にも効果をもたらすといわれています。すなわち、運動を一五分以上つづけていくと、体内温度が上昇し、リパーゼという酵素が活性化されてきます。このリパーゼは筋肉内の中性脂肪を脂肪酸に分解して血液中に送りこむ働きをします。このリパーゼの働きが活発になると、皮下・内臓脂肪に蓄積された脂肪も燃焼されていくことになります。よって、体脂肪を効果的に落とすにはよい運動であるといえるでしょう。この運動では、ある程度心拍数を上昇させることが鍵となります。

つぎに筋力トレーニングの効果です。全身の筋活動を高め、その力を上げていくことで、日常的なエネルギー消費量も自然と上昇します。エアロビック的な運動に加え、この筋力トレーニングも丁寧に行うことで、体脂肪を減少させる効果は大きくなるのです。

(2)コレステロール

コレステロールにはＨＤＬ（善玉コレステロール）とＬＤＬ（悪玉コレステロール）の二種類があります。ＨＤＬはＬＤＬを流す働きをしてくれます。「血中のコレステロールが高い」

という状態は、この悪玉であるＬＤＬの割合が高いことを示し、心疾患や動脈硬化などを起こす危険性が高くなるのです。エアロビック的な運動は、このＬＤＬを下げる働きがあり、研究報告もたくさんあります。ウォーキングを二〇分程度、およそ三ヶ月実施した実験で、まったく運動を行っていなかった群にくらべ、ＬＤＬ値の低下が大きくみられました。筋力トレーニングでも個人差はありますが、血液の循環が良好となり、最大酸素摂取量が少し増加、ＬＤＬは下がり、ＨＤＬが上昇したという報告もここ数年増えてきました。

＊運動プログラム＊　⑴⑵共通

たくさんのエネルギーを動員するには、それだけの心臓の拍動が必要です。目安としては、

●運動中に一二〇拍前後まで脈拍を徐々に上昇させ、この時間を一〇～一五分間維持

●全体として三〇～四五分間のエアロビック的な運動を

●ウォーキングや水中ウォーキングなどを週に二～三回実践

●プラス三、四種目の筋力トレーニングを（胸・脚部などの大きな筋肉を中心に）（第5章参照）

運動の前後には、全身をよく伸ばすようなストレッチを一、二分でも構いませんので必ず行うようにしましょう。効果は確実に上がります（潜在する心臓病があるかないか、あらかじめ確かめるようにしましょう）。

(3)糖尿病

肥満から発展した病気が糖尿病（インシュリン非依存性型糖尿病）です。糖尿病は、インシュリン（膵臓でつくられるホルモン）の作用不足によって引き起こされる慢性の高血糖（血液中のブドウ糖値が高い）状態がつづく代謝異常のことをいいます。インシュリンは、膵臓から血液中に分泌され、血液中のブドウ糖が細胞に入りこみ、エネルギー源として利用されるための重要なホルモンです。ここに異常が起こってしまうのですから、身体にとってマイナスの状態が次つぎとおそってくることは目にみえています。しかし、糖尿病は痛くも苦しくもないため、ついつい予防対策や処置を後回しにしがちです。そうすると全身の血管がもろくなり、神経系にも障害が生じ、眼底出血による失明や手足のしびれなども出てきます。さらには腎不全、高血圧、心筋梗塞などの症状も現れてしまいます。非常に怖い症状です。食事制限とあいまって、エネルギー消費を多くし、体重を減らすためには、酸素を多く消費するエアロビック的な運動に加え、基礎代謝を高めるような筋力トレーニングも加えることが効果的である、といわれています。

＊運動プログラム＊

まず、ウォーキング、水泳、エアロビクス、軽めのジョギング、といったエアロビック運動に関してですが、どれをとっても脂肪が燃焼し始める最初の三〇分間は、できるだけがんばって継続しましょう。

●時間にして一回二五〜三五分間以上実施
●週に二〜三回は取り組む
●脈拍が一二〇〜一三〇になる時間帯が八〜一二分間つづくこと

ただし、強度が強すぎると、インシュリンに拮抗するグルカゴン、カテコールアミンといったホルモンが急激に分泌されてしまうので、ほどほどの強度にするよう気をつけましょう。また、運動中に喉がかわいてしまう場合が多いので、ジュースではなく、お茶などをとるようにしましょう（フルクトース〈糖分〉が含まれないので都合がよい）。

三ヶ月ほど経過したら少しずつ時間（五〜一〇分程度）や日数を増やしましょう。個人差はありますが、三ヶ月、週に二〜三日ほど継続していると心機能・筋機能ともに向上し、三〇分がとても軽い時間に感じると思います。

つぎに筋力トレーニングです。筋肉のインシュリンに対する感受性を高めるためにも、比較的大きな筋肉（大腿部・胸・背中・お腹・肩周り）を中心に行います。まず全身のなかでも大きな筋肉を占める大腿部のスクワット運動を最初に、ゆっくりとした動きで一〇回程度からはじめます。三、四種目の筋力トレーニングを加えていくことで、効果は上がります（くわしい種目は第5章参照）。

(4)高血圧

血圧が高い（WHOによる二〇〇四年のガイドラインは年齢によらず140/90mmHg。しかし、高齢の方では上の血圧が七〇歳代で150mmHg、八〇歳代で160mmHg未満でもよいと年々変化している）、ということも生活習慣病の危険因子になっています。収縮時の血圧値も加齢に従い高くなる、という傾向があります。しかしエアロビック的な運動を継続することで、血圧の上昇率が少なくなることが報告されています。高血圧のクライアントさんの七割強は比較的軽症段階です。運動療法は、まさに効果的であるといえるでしょう。少し前の研究ですが、一五～二五歳のあいだにスポーツや運動の履歴がある人は、高血圧になりにくく、脳出血を起こす確率も運動をしていなかった人にくらべて三分の一以下である、という報告がありました。運動は高血圧に効果あり、ということですね。

＊運動プログラム＊

●軽い高血圧の方：最大酸素摂取量の半分～六〇％程度のエアロビック的な運動を。ウォーキングや水泳だけでなく、自転車エルゴメーターなど、ある程度脚部に負荷のかかるような運動を一時間程度行うこともおすすめです。運動中の脈拍数が一二〇拍に上がるような時間帯を一五～二〇分間程度もうける。

●高血圧の患者さんの場合：用心が必要！　運動の前後には必ず血圧測定を。
●筋力トレーニング：ごく補助的な運動をという説と、ある程度運動に慣れてきた時点で少し種目を多くするという説など、まだ見解が分かれています。

(5)ガン

現代のガンは本当に複雑化しているようです。なぜガンは起こるのか？　という問題は現段階でははっきりしていません。なにかしらの遺伝子に変化を与える因子が作用すると起こる、ということだけはわかっています。物理的因子（放射線など）、化学的因子（タバコのタール）、ウイルス因子（リンパ腫）などがその例ですが、これだけに終始することはできません。ただし、ガンの中でも大腸ガンについては、エアロビック的な運動と筋力トレーニングは有効であるようです。大腸ガンは食習慣と関連があります。消化したものが長い時間腸にとどまっている方（便秘気味の人）ほど、このガンは起こりやすいといわれています。よってこの腸の蠕動《ぜんどう》運動《うんどう》を活発にすることで消化物の滞留時間を短縮することができることから、ある程度の予防ができるといえるでしょう。食生活に気を配ることも大切ですが、ぜひ全身を使ったエアロビック的な運動も実践してみてください。

＊運動プログラム＊

●腹部を刺激するような運動実践を（113ページ参照）。
●その後、二〇～三〇分間程度のウォーキングやジョギングを実践。
●上記のものを最低週三～四回は実践を！

コラム　脳を鍛える運動

二〇〇二年に「走ると頭がよくなる!?」という見出しで、読売新聞に大きく記事が掲載されたことがありました。成人男女七名を、週に二、三回のジョギングをする人／しない人に分け、両者をくらべて短期記憶（ワーキングメモリー）を使う問題にどれだけ対応できるのか？という実験をしたのです（日本福祉大学研究）。

ワーキングメモリーは、前頭部の一部である前頭極が働いているといわれています。当初、ジョギング前はどちらのグループも正答率は六五％程度だったようですが、ジョギング組は、正答率がなんと九五％まで上昇したというのです。非ジョギング組の正答率上昇はわずか一〇％未満。ここでも運動実践の刺激が脳の活性化に一役買っていることがよくわかると思います。ただし、今回の実験は若い成人男女、しかも人数は七名とたいへん少ないものです。幅広い年齢層、そして多くの人を対象とした実験結果ではないため、一般化して述べることはできません。しかし正答率の大幅な上昇はなかなか見逃せないものがありますね。

運動とワーキングメモリーの研究はまだまだ発展段階なのですが、記憶に関わる障害（アルツハイマー病など）の新たな診断法などにもつながるとして、期待は大きくよせられているところです。今後の研究にも注目していきたいですね。とくにジョギングやウォーキングに興味がある方は、ご自身でも記憶力のテストなどを実践されてみてはいかがでしょうか？

運動によって記憶力がアップしていたら、それはすごい発見ですよね。

第4章　より効果的な運動を行うために

本章では、ウォーキングや筋力トレーニングなどの運動実践に入る前に、日常生活における姿勢の確認や振り返って欲しいこと、シューズの選び方などをお伝えすることにしましょう。意外な落とし穴となっているのが、普段なにげなくとっている姿勢です。少しの前かがみ姿勢でも長時間費やされることで生じる身体への負担は相当なもの。また、せっかく張り切ってウォーキングを始めても、シューズがきつい、足によくフィットしないなどの問題が生じて中断してしまうような事態にも……。運動のスタートはできるだけスムーズにしたいものですね。そういった意味でも、ここで今一度自分を客観的に振り返ってみましょう。ちょっと視点を変えるだけで、自分の運動スタイルがよりよい方向へと変化するかもしれませんよ。

普段の姿勢を再点検

本来自然なバランスを保っていたはずの骨盤・関節がその位置にない、あるいは歪んでいる、また姿勢の悪さが長年継続したために、筋肉や腱に負担が生じている――このような状態はあまり好ましくありません。その状態は、あらゆる部位で「血流阻害・血流障害」が生じていることを示しています。運動を行っても疲労ばかりを感じ、ウォーキングのスピードも上がらず、膝や腰をかえって痛め、脂肪はなかなか燃えてくれない……。そんな症状があらわれることになりかねません。

せっかく運動に時間を費やすのですから、気分よく、また効率よく行いたいものですね。まずは日常生活での姿勢を振り返り、身体に負担をかけていないか点検をしましょう。そして、骨盤の歪み解消ストレッチング運動にチャレンジしてみてください。地道につづけていくことで、歪みや偏った負担は軽減されることでしょう。

立ち姿

図4－1に、さまざまな姿勢を模式化して示しました。あなたの立ち姿はどれに近いでしょうか？

A：重心が本来の位置にあり（図5－8参照）、トレーニングによる力の伝達が効率よく身体全体にいきわたるタイプ　↓　どのような運動を行っても効率がよい。身体への偏った負担はほとんどない。

B：猫背のように、胸椎が彎曲。重心は前面に近い部分を通るため、バランス維持のために身体の後ろの筋肉の緊張が増大。よって首・肩のこりなどが起きやすいタイプ → 肩・首の緊張をほぐすようなストレッチング（92、93、97ページ参照）や腰周りのストレッチング運動（98ページ参照）、さらには首周辺のマッサージを行うことで、運動疲労やこりをほぐすことができる。また背中をまっすぐ伸ばすような意識を日々もつことも大切。

C：いわゆる「でっちり」状態。腰椎が前に湾曲しているため、腰周辺の筋肉や関節に過度の負担がかかる。Bと同じように重心が前面に出ているので太もも裏側・腰に大きな緊張が走るタイプ → 太ももの後ろ側全体（ハムストリングス）、お尻全体（臀筋）、腰椎周辺が緊張しやすい。この周辺のストレッチング運動（98ページ）や軽いマッサージを行うことが大切。また骨盤の前傾をまっすぐにする骨盤矯正も必要。お尻に両手をあてて、前にグッと押しだすよ

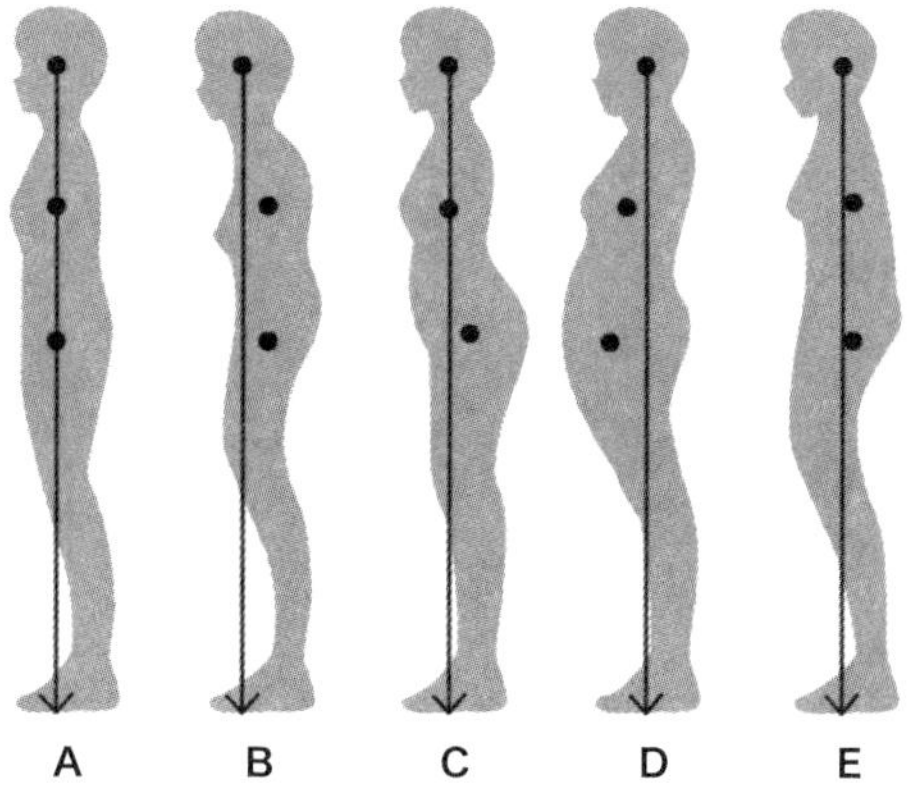

図4－1　さまざまな立ち姿

うな姿勢をとるように心がける。

D：お腹に力がまったく入っていない、腰へ一〇〇％の負担がかかっている状態。疲労を感じやすい姿勢。お腹の周りに贅肉がつきやすいタイプ↓骨盤が後傾しているので、まっすぐにするような姿勢を保つための努力が必要。加えて、腹筋運動（115ページ参照）を日々実践し、お腹に力を加えた状態で日常生活を保つような神経―筋協調性の回路をつくる努力を。さらに腰周りのストレッチングやわき腹を伸ばすようなストレッチング運動（93、94、98ページ参照）を行うことが大切。

E：扁平姿勢といわれる状態で、B・C・Dほど湾曲はみられないが、Aのようにまっすぐな重心位置にはないため、あちこちの部位で筋緊張が起こりやすい。お腹に力が入っていないので、長時間の立ち姿勢が苦しいタイプ↓D同様、お腹に力を入れるトレーニングを日々行い、重心を上げる努力が必要。また、脚部のトレーニング（113ページ参照）を行い、長時間の立ち姿勢にも耐えられるように。

BやCのような姿勢のまま、たとえば筋力トレーニングのスクワット動作（113ページ参照）を行おうとすると、つぎのようなマイナスの状態が起こってしまいます。

太ももの後ろ側が緊張したまま膝を曲げる↓お尻の筋肉にそれが伝播↓全体的にお尻・

太ももの緊張が増し、膝を深く曲げようとしても曲がらない ↓ 不必要な前傾姿勢を生じさせて膝を曲げようとする ↓ 肩こりや首のこりに加え、太ももとお尻の筋肉痛が過度に生じる ↓ トレーニングの非効率化へ……

実際に、Cの姿勢が強いままトレーニングをつづけていた方がいました（四〇代後半の男性）。その方にまず重心位置を正しく戻すように姿勢の矯正ストレッチング運動（骨盤ストレッチ、73、95ページ参照）を、自宅で毎日行うように勧めました。さらにはお尻と肩周辺のストレッチング運動とその周辺のマッサージを勧めました。そうしたところ、わずか二〇日後には背筋力やスクワットの負荷もアップ（順に四五キログラム、三〇キログラムアップ）して、余計な緊張やこりもなくなり、とても効率よくトレーニングを継続することができたのでした。これはふつうにトレーニングしていてもなかなかアップしない記録です。姿勢に気を配り、自身を客観的にみつめただけで、これだけの変化があらわれたのです。

姿勢の乱れに気づかないままトレーニングを継続することは、余計なこりや緊張を招くだけでなく、トレーニングの効果がなかなかみられないといった現象も起こるのです。ちょっとした歪みかもしれませんが、重心ができるだけ正しい位置にあるほうが、どの運動を行ううえでも、身体に余計な負担がかかりません。Aのように耳・肩・骨盤をまっすぐな線で結ぶことができるようになるのが理想です。しかし、焦らずにゆっくりと骨盤体操しましょう。まずは凝っている部分のストレッチング運動やマッサージなどから始めても、調子は上がってくると思いますよ。

骨盤の状態をチェック

骨盤は身体の中心です。図4－1の身体全体の立ち姿勢にもありましたが、お尻の横にある重心位置の○印は、骨盤の横の位置を示しています。骨盤が歪むことによる不調は、背骨と関連しています。背骨には脳からの指令を伝える神経が数多く通っています。骨盤が歪むことにより、この神経系と深く関わっている自律神経やホルモン分泌が乱されることが医学上大きな問題となっています。また、内臓や代謝機能・新陳代謝の低下を招くこともあります。骨盤の位置を整えてあげることは、このようなさまざまな不調をできるだけ緩和し、かつ運動をスムーズに行ううえでも重要です。

図4－2は、足の歪みを示しています。足の歪みは骨盤の歪みの状態がそのまま反映されています。骨盤の状態がアンバランスであることから、運動中にさまざまなマイナス要因があらわれてきます。まず図4－2をみて、自分はどのタイプに近いか、鏡をみながらふたたびチェックしてみましょう。

どのタイプにもあてはまらず、太もも・膝、ふくらはぎ、かかと、内くるぶしのすべてが離れていなければ、骨盤はほぼ良好な位置に保たれています。

X脚タイプ

膝同士がぶつかるような形をしています。足を揃えて立つことができません。骨盤が自然と閉じよう（内側に動こう）とする状態にあります。骨盤周辺の筋肉が硬直しやすく、血行がよくありません。身体の不調やトラブルが起こりやすいタイプといえるでしょう。横になって寝ているときも硬直は継続しており、寝ても疲れがとれにくいことがしばしばです。

運動面では、ウォーキング・ジョギングなどの場面で膝同士がぶつかりやすいため、怪我をしやすい、転倒しやすいという傾向がよくみられます。疲れやすく（腰に負担がかかっているケースが多いため）、水泳などの動作がなかなか身につかない傾向にあります。

X脚の方は、背骨と骨盤を正しい位置に整え、骨盤を開くような運動をすることで、徐々に症状は改善されます。また、運動でのマイナス面も解消されていくことでしょう。

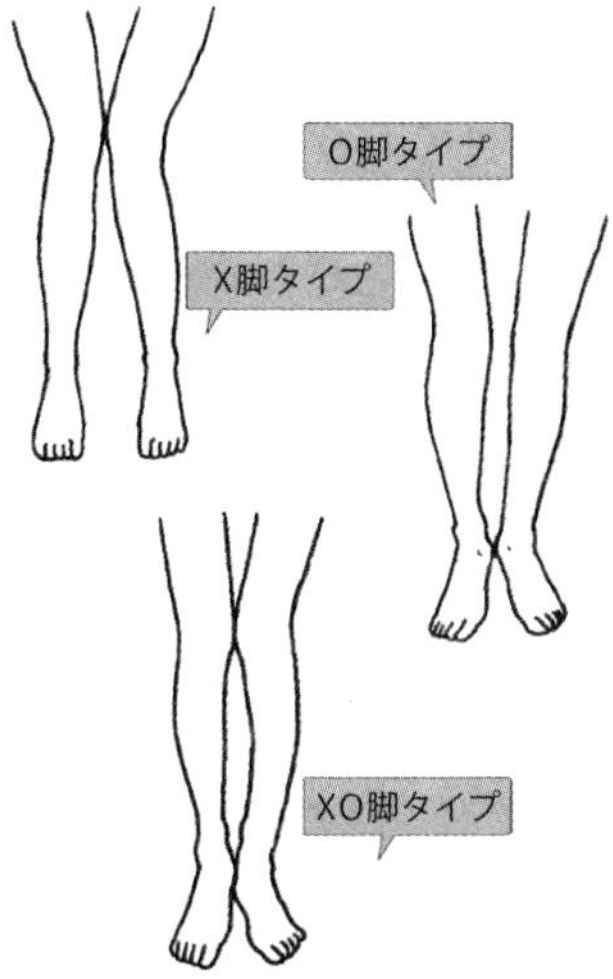

図4－2　足を正面からみたときの図

O脚タイプ

太もも、膝、ふくらはぎ、内くるぶしのどこかが離れている状態です。骨盤が開きすぎており、お尻の筋肉が緩みやすいのが特徴です。お尻や太ももの外側に脂肪がつきやすく、脂肪が燃えにくい体質です。また体内の水分をうまく外へ追いやれずに腸内へ溜め込みやすい傾向があります。全身への血流も良好ではないため、冷え性になりやすいでしょう。

運動面では、太ももの外側に負担がかかりやすいため、その部分だけが異常発達する傾向があります。膝全体に負担がかかり、膝を痛めやすく、とっさの瞬発力がうまく引き出せないタイプです。お腹がでやすい傾向があり、腰への負担が大きく、腰痛を引き起こしやすくなります。

O脚の方は、背骨と骨盤を正しい位置に整え、骨盤を閉じるような運動に加え、骨盤周りの血行を促すようなストレッチング運動を積極的に行うことが大切です。腰の回旋運動はとくに念入りに（簡単にできるので朝昼晩、つねに回しましょう）。これらを継続することで、運動でのマイナス面もプラスの方向へゆっくりとシフトすることでしょう。

XO脚タイプ

太もも、膝、ふくらはぎ、内くるぶし、かかとのどこか一つが離れて、膝のお皿が内側に向き、すねが開いてしまう状態です。X脚、O脚どちらの傾向ももち合わせています。身体のあらゆる部分に不調を感じ、日常生活を快適に送るのが難しい傾向にあり、腹部に意識して力を生みだす、ということがあまり得意ではタイプです。

運動面では、捻挫、腰・肘・膝の痛みなど、つねに怪我が起こりやすい状態にあります。不調を感じながらの運動となるために、効果があまり期待できません。運動が計画的に継続できないというマイナス面をつねに抱えてしまいます。

XO脚の方は、できるだけ骨盤を整える「XO脚専用のストレッチング運動」を毎日実践しましょう。少しずつ歪みを解消していくことで、身体の感覚が変わってくることと思います。

骨盤を整えるストレッチング運動

自分の骨盤がどのタイプかわかったら、つぎは骨盤の位置を整え、その歪みを少しでも解消していくようなストレッチング運動に取り組みましょう（図4－3）。

はじめは少し痛みを感じるかもしれませんし違和感があるかもしれません。しかしこれを継続し、実践していくことで身体はより良好な状態へと変化していくことでしょう。忙しいなどの理由で難しいと思っても、せめて寝る前に少しだけでも実践していただきたいです。継続は力なり、ですね。

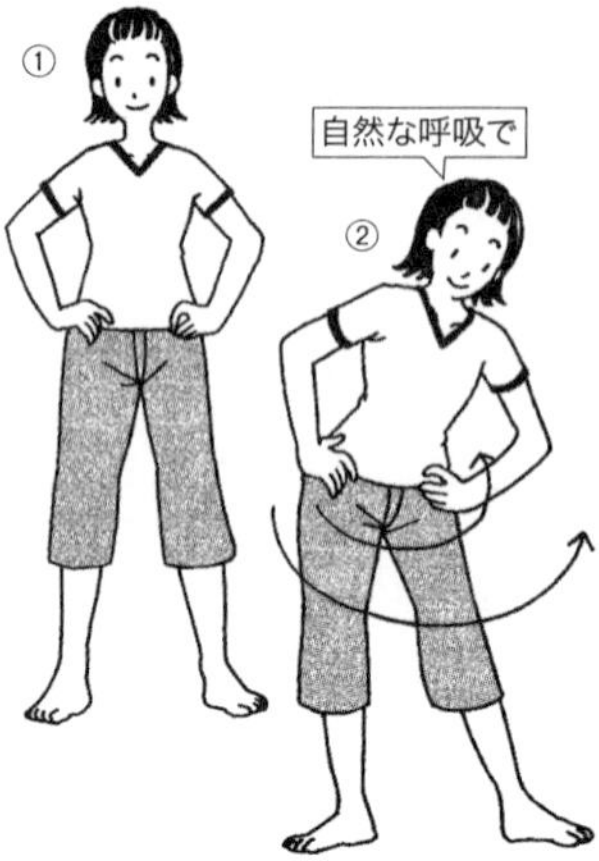

●どの歪みにも共通する骨盤周りの緊張をほぐす回旋運動
回数：左右交互に 20 回
①脚を肩幅より広めに開き、背筋を伸ばして立つ。両手は腰へ。②腰を円を描くように大きく回旋。
※「ゆっくり、大きく」「前に出すときは骨盤を突き出すように」がポイント。自然な呼吸で。

●どの歪みにも共通する骨盤矯正ストレッチング運動（立ち姿勢で）
キープ：3 ～ 5 秒間、回数：5 ～ 10 回
①背筋を伸ばし、足は肩幅よりもやや広めに開く。②かかとを軸に、一方の足のつま先だけを外側へ。キープ後元の姿勢へ。反対側も同様。
※「つま先を開くときは身体の向きが変わらないように」がポイント。身体はまっすぐに。

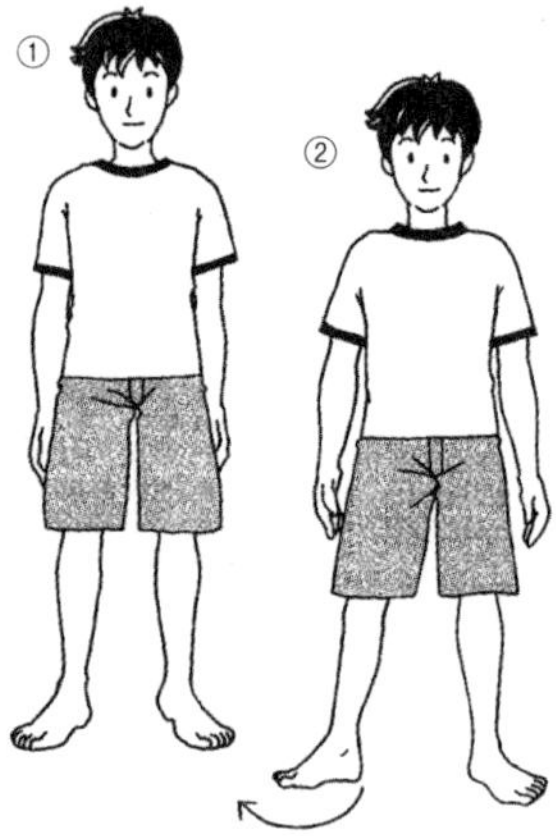

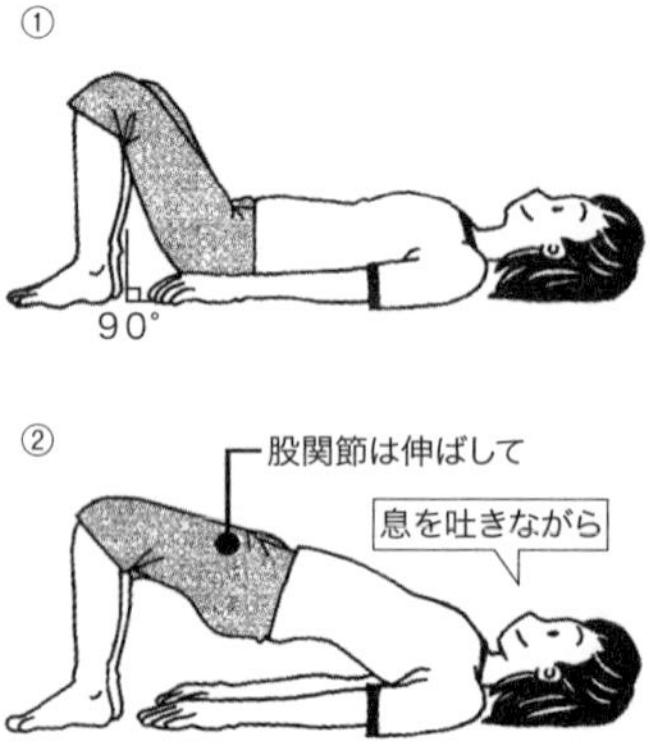

●X 脚の方へのストレッチング運動
キープ：3 ～ 5 秒間、回数：5 ～ 10 回
①足を軽く開き両膝を立てる。足首が 90 度になるまで膝をお尻に近づける。②腰を浮かせ身体のラインが一直線になったらキープ。腰をおろし息を吐きながら一気に脱力。
※「お尻は下げず！　身体をまっすぐにキープ！」がポイント。お尻が下がったままでは骨盤や股関節が正しい位置に戻らない。一直線に保てない場合は、両手を腰へ。

図 4－3　骨盤を整えるストレッチング

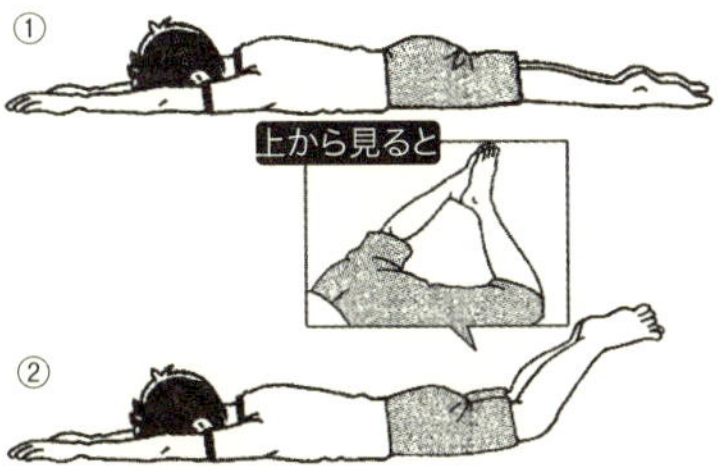

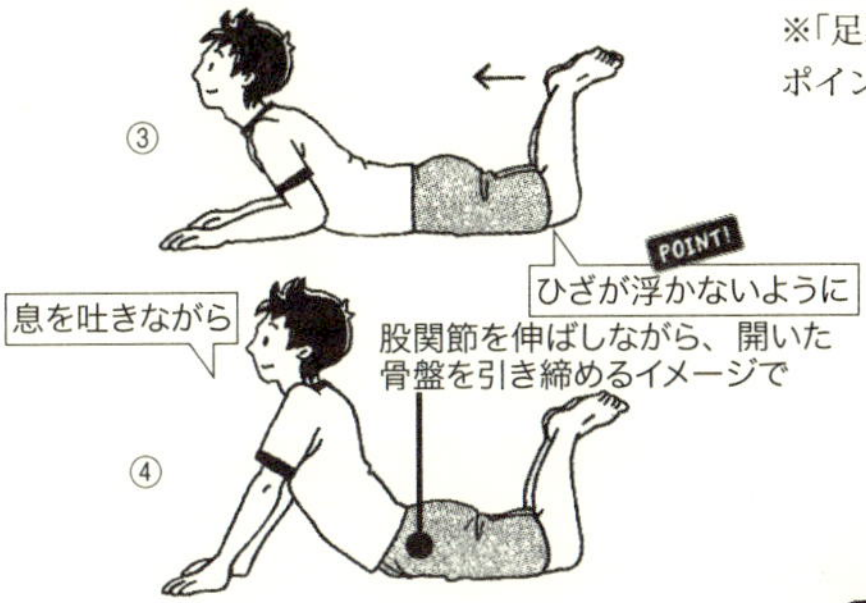

●O 脚の方へのストレッチング運動
キープ：4 ～ 8 秒間、回数：5 ～ 10 回
①うつぶせに寝る。②膝を床から離さないようにして足裏同士をつける。③両手を胸の前まで移動させながら顔をゆっくり上げる。かかとを身体の中心へ引き寄せる。④両肘を伸ばしながら上体を起こす。股関節に刺激を加えながら開いてしまった骨盤を引き締めるようなイメージで。
※「足裏同士はきちんとつけるように」がポイント。自然な呼吸で。

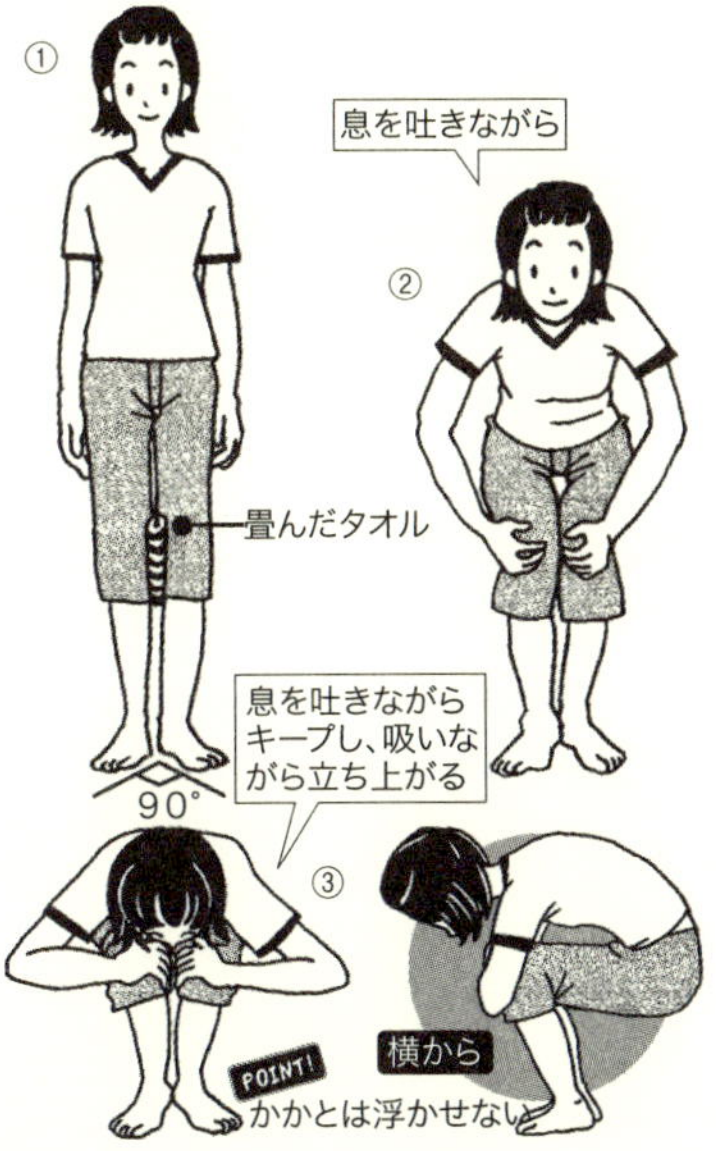

●XO 脚の方へのストレッチング運動
キープ：3 ～ 5 秒間、回数：3 ～ 5 回
①背筋を伸ばして立ち、かかとをつけてつま先を 90 度に。畳んだタオルを膝のあいだに挟み、太ももの内側に力を入れてキープ → 脱力。息を吐きながらゆっくりと。②両手を膝の両側にあて、息を吐きながら押してキープ。③膝の上に両手を乗せ、頭を下げ背中を丸めるようにしてキープ。その後立ち上がりリラックス。これをくり返し。
※「背中を丸めているときにかかとを浮かせない」がポイント。全体的にきつい動作なので呼吸をしながらゆっくり行う。

自分に合った靴＝運動効率アップへ

普段何気なく履いている靴で、長時間ウォーキングをして足を痛めたことはありませんか？あるいは、通勤、通学、散歩の靴はどれでも同じ、安いもので大丈夫と決めつけていませんか？

靴を買うときにできるだけ気をつけてほしいこと。それは自分の足にきちんと合ったもので、運動（日常の歩きももちろん含みます）に適しているものかどうかをチェックしてほしいのです。運動の効果が半減したり、運動を途中でストップせざるを得ないようになる原因の一つとして、靴の間違った選択もあげられます。底が厚くて弾力性のある靴は、長時間歩いても疲れを感じません。サイズがきちんと合って靴擦れやマメも未然に防いでくれる靴を履けば、怪我やアクシデントとは無縁！ です。歩いて気持ちのよい靴で、楽しく運動をしていきたいものですね。ウォーキングのポイントと合わせながら、靴選びの七つのポイントをみてみましょう（図４－４）。

(1)買う時間帯は夕方に：夕方は少し足がむくんでくるとき。実際の運動のときにはちょうどよい感じになるのです。

(2)足の指先が靴のなかで十分に動くか？：指が前に詰まったりしてはダメ。指が曲がって変形する「ハンマートゥ」という障害の原因の一つにも。つま先に五〜一〇ミリメートルくらいの余裕をみてみましょう。

(3)靴幅やつま先、かかとのフィット感は？‥靴幅に基準を合わせないと、足先のトラブルが生じやすいので注意が必要です。靴幅が合っているのに前後があまり合わない（ブカブカの状態）場合は、中敷を入れることでも調節可能ですよ。

(4)足の甲は？‥歩いたときにかかとが靴から浮かないかどうかを感じるように。足の甲が固定されていることを確認します。圧迫感を感じないか？　をチェックして下さい。

(5)土踏まずの部分がフィットしているかどうか？‥後ろ足で蹴るときに、つま先が残り、かかとがもち上がるのが歩きのしくみです。その際、かかとをしっかりと支えてくれる靴であることが大切になります。

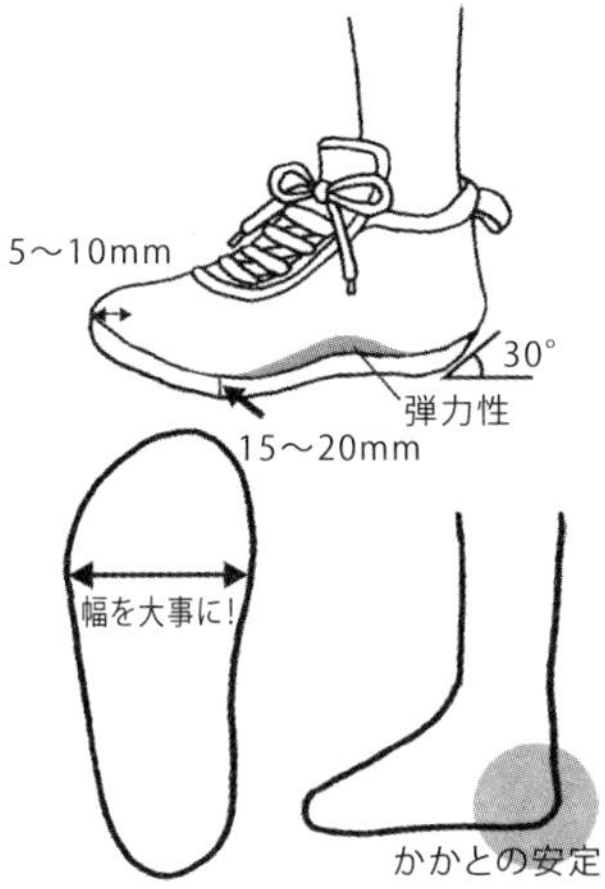

図4－4　靴選びのポイント

(6)お店の中を一、二周歩き回る、実際に履いて歩く！‥必ず歩かせてもらう！　これがもっとも大切ですよ！　履き心地を確かめながら歩きましょう。

(7)履いてみて、クッション性があるか？‥かかと部分に地面から三〇度くらいの隙間があると歩きやすいです。弾力性に欠ける場合は、長時間歩くと疲れやすいので注意が必要です。

靴底の減り方・足のトラブルも運動に影響が

第5章のウォーキングにも関連してきますが、靴底の減り方や足のトラブルには、その方自身の歩きの癖や姿勢の乱れなどが関連してきます。どうも靴の内側ばかりが減る、足にマメができやすいなどのトラブルは、なにかしらマイナス要因が働いている結果です。ここでは靴底の減り方の特徴と歩き方の癖をお伝えしましょう（図4－5：ウォーキングの実践については第5章を参照してください）。

靴の内側が減りやすい

X脚の人に多い傾向です。また立ち姿勢が図4－1でみたEの状態です。膝が内側に入りやすいので、かかとから土ふまずの内側をこすってしまいます。

歩き方の癖は、フラフラと落ち着きのない歩き方（上半身も腰もゆれる）なので、膝同士がぶつかりやすい傾向にあります。解消法としてお勧めしたいのは、X脚解消のためのストレッチング運動を行い、膝をまっすぐにしてお腹に力を入れながらのウォーキング（第5章参照）です。上半身がフラフラしないように注意しましょう。

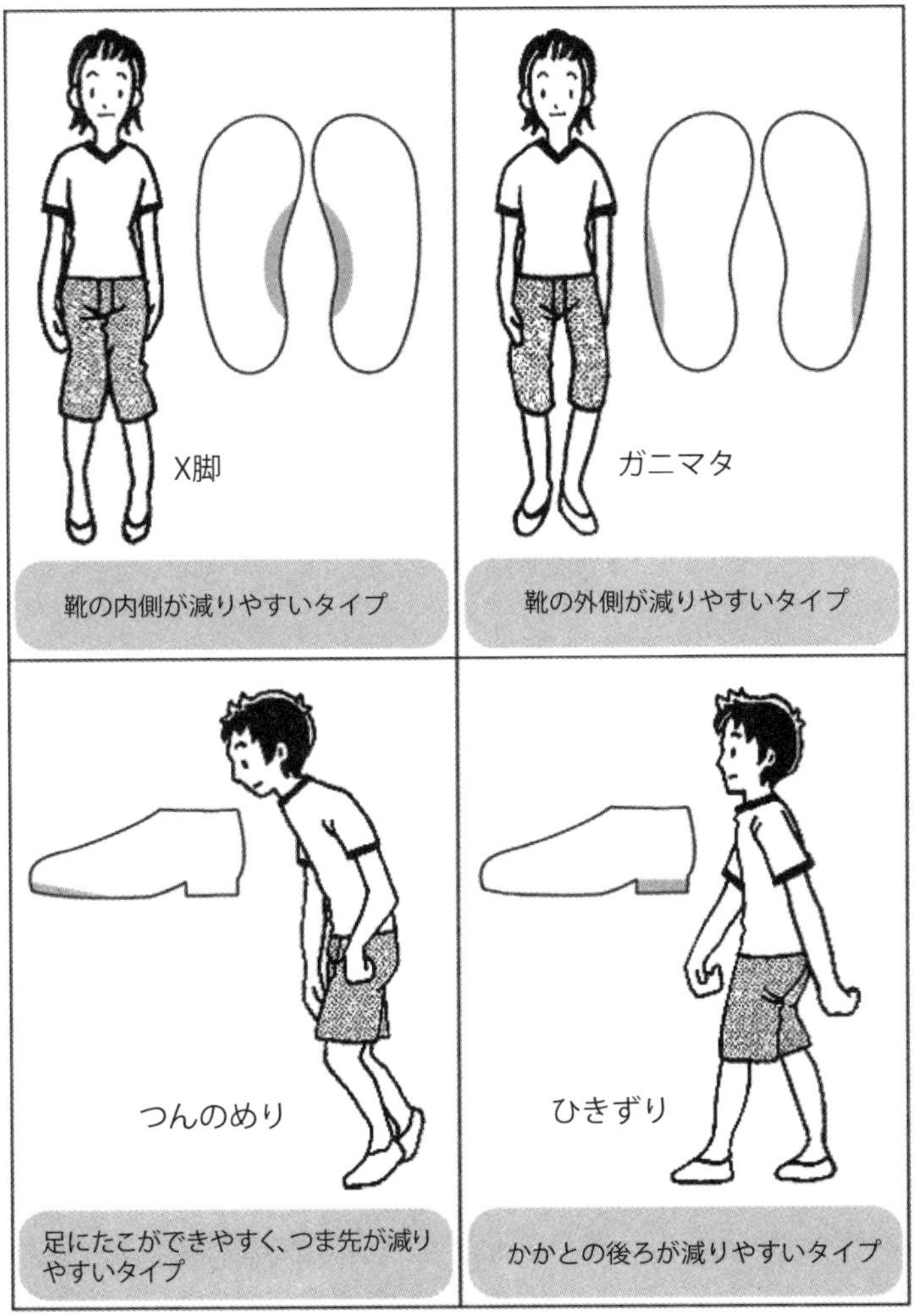

図4－5　靴底の減り方と歩き方の特徴

靴の外側が減りやすい

O脚の人に多い傾向です。立ち姿勢は図4－1のDの状態になります。ガニマタ気味で歩くため、靴の外側をこすってしまいます。

歩き方の癖は、かかと・膝の進め方が中心からだいぶ離れたところにあるので、ドタバタと歩くような印象です。お腹に力が入らず、腰で身体を支えているのでその負担が大きくなってしまいます。解消法としてお勧めなのは、O脚解消のためのストレッチング運動です。また、骨盤をしっかりと起こしてお腹に力を込め、膝同士が軽く触れるくらいの歩きをめざすようにしましょう。

足にたこやマメができやすく、靴のつま先が減りやすい

靴幅・つま先などがフィットしていない靴を履いているようです。立ち姿勢は図4－1のBの状態です。

歩くときに、つま先に体重が大きく乗るため顔が前に出て、手や背中をほとんど使わずに歩くことから前傾姿勢になっており、「つんのめり歩き」になっています。首や肩への負担も増加傾向にあります。解消法として、上半身をしっかりと起こし、背骨の上に頭を乗せるような意識で姿勢を正すように心がけましょう。また、かかとに少し重心をずらすようにして、お腹

に力を込めて歩く意識をもちましょう。

かかとの後ろが減りやすい

XO脚の人にたまにみられます。立ち姿勢が図4－1でいうBやEの状態です。後ろ足を引きずるように歩くためにかかとの後ろが減りやすい傾向にあります。

お腹にも背中にも力が入っておらず、ダラダラとした歩きになっています。よってあらゆる箇所にこりが生じやすくなります。足をもち上げていないので、脚全体に力が入っていません。XO脚解消のためのストレッチング運動を実践しましょう。また、骨盤をしっかりと起こしてお腹に力を込め、目線を上げてあごを少しひきながら歩くよう心がけましょう。床を蹴ったあとに膝の裏側を伸ばすような意識で歩くとよいでしょう。

気持ちのよい運動はバランスのよい食事から

どんな食事が運動効率をあげるのによいのか？　それは目的によってもだいぶ違ってきますが（第6章参照）、日常生活をより快適に送る意味でも、さまざまな栄養素をまんべんなく、バランスよく摂取することは大事です。これさえ食べておけば大丈夫、といった魔法のような食事はありません。運動を効率よく行ううえで大事なことはつぎの三点です。

表 4-1　おもな栄養素と役割

エネルギーの源	身体をつくる	身体の調子を整える	身体の調子を整える	身体をつくる
主食	肉・魚・卵など	野菜	果物	乳製品
糖質	タンパク質	ビタミン・ミネラル・食物繊維・鉄	ビタミンC・食物繊維・糖質・鉄	カルシウム・タンパク質
ご飯・パン・麺類・イモなど	肉・魚・卵・豆腐	サラダ・野菜の煮物・野菜炒め・スープ・味噌汁	プルーン・果物・100%ジュース・黒酢	牛乳・ヨーグルト・チーズ・Ca 補助食品

①バランスよく食べていますか？　運動をしながら健康的な身体を維持し、向上させていくには、身体に必要な栄養素をバランスよくとる必要があります。いくら運動をしても、運動をするエネルギーや筋肉・骨を構成する素材がなくてはどうしようもありません。できれば、メインの栄養素を五つくらいに分けてとらえ、そこから必要なものを摂取しているかどうか、確認しましょう（表４－１参照）。また一日三回の食事のバランスも忘れずに確認を。品数が夜に多すぎる場合は、肥満を自らつくりだしているようなものです。「栄養素のバランス」＋「朝昼晩の量のバランス」を心がけてください。

②欠食はありませんか？　十分に身体が動き、快適な日々を送るにはどこかの栄養素が欠けていては成り立ちません。とくに運動が習慣となった人は、その習慣をもたない人よりもエネルギー摂取は多めにする必要があります。太ることが気になる方は、回数を分けてこまめに摂取するようにしま

しょう。とくにビタミン類、カルシウム類は、運動によって急激に消費されます。昼や夜のあいだの中間食として果物や牛乳などを積極的にとるように心がけてください。

③規則正しく食べていますか？ 栄養素をまんべんなくとり、食事の量も適切であっても、とる時間帯が不規則では、せっかくの食事への気配りも効果半減です。とくに時間帯には注意をしましょう。突然体調を崩したり、急に太ったり、といったマイナス面が生じてしまいます。

コラム　運動実践で快適生活

快眠は健康の基本ともいわれています。運動を行うことでスムーズに睡眠に入れることが科学的にも証明されています。しかし、日によってはなかなか寝つけないこともあるでしょう。目覚めが悪かったりすることも快眠ができていない証です。深く、ぐっすり眠って朝はすっきり、そして朝の運動や昼間のウォーキングへと進みたいですよね。ここで、ぐっすりと眠ることが成長ホルモンを分泌させ、身体の疲労もとれやすいという実験を紹介します。

成人女性の睡眠状態（脳波など）を記録しながら二〇分おきに血液を採取し、血中のホルモン濃度の変化を観察しました。そうしたところ、深いノンレム睡眠のときに成長ホルモンが急激に、しかも多量に分泌されることがわかりました（図4-6）。

これは、ぐっすり深く眠るほど成長ホルモンの分泌が活発になり、身体の成長や修復が丁

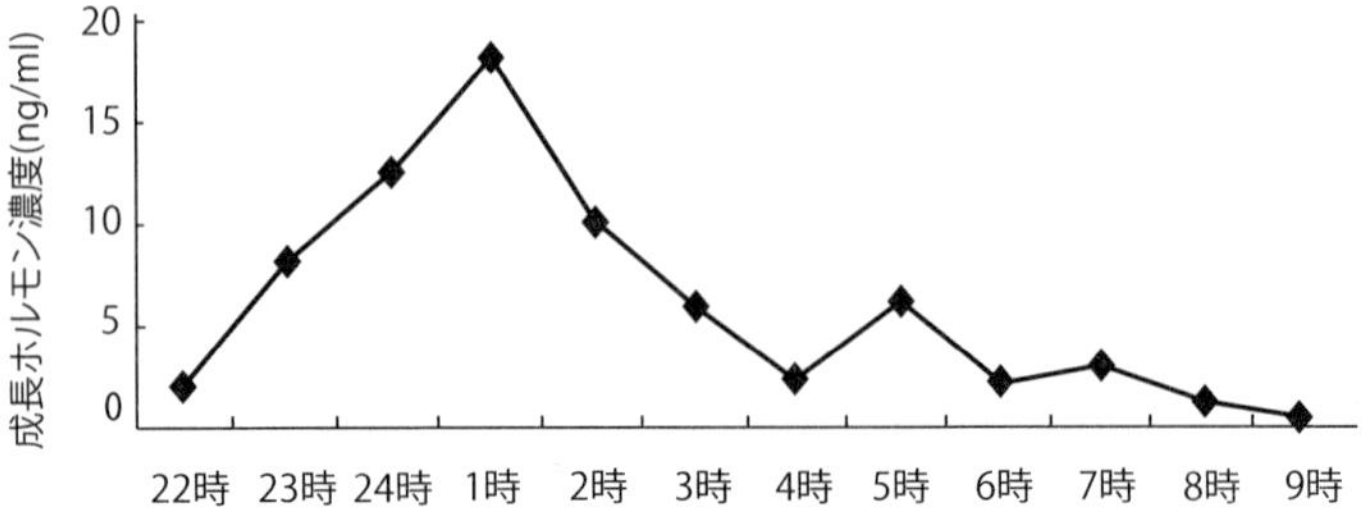

図4－6　成長ホルモン濃度と睡眠段階

フィジーク　1997年7月号より。

寧に行われるということを示しています。仕事などでお疲れの方は、ぐっすり眠りをとることで身体のあちこちの細胞が修復されることになるのですね。しかし、眠れない場合もありますので、ぐっすり眠りを維持し成長ホルモンを分泌させる方法をいくつか紹介しておきましょう。

●就寝前に簡単なストレッチング運動や軽い運動を三分でもいいので行う（第5章参照）。

●日常的に週に二〜三回は身体を意識的に「大きく動かす」習慣をつける。歩く距離を増やす、家事を積極的に行うだけでもずいぶんと違います。

●入浴をし、シャワーで済ませないようにする。速やかに体温が上昇してそれが低下していく途中で睡眠が得やすいといわれています。

●部屋を眠りやすい環境にする。明るすぎず、静かな環境にしてみましょう。

●温かい飲み物（脂肪分の多いものは量を少なめに）を少しとる。副交感神経が優位になり、眠りに入りやすい状態になります。

つぎに快便についてみておきましょう。便秘にはさまざまな原因が絡んでいます。第3章（60ページ参照）で紹介した、大腸ガンの予防つまり便秘の予防、改善の運動の一つとして、腹部の周辺を筋力トレーニングで刺激し、便意を促すことが推奨されています。簡単なストレッチング運動だけでも構いません。図4－7に示したストレッチング運動を朝起きてすぐ実践してみませんか？

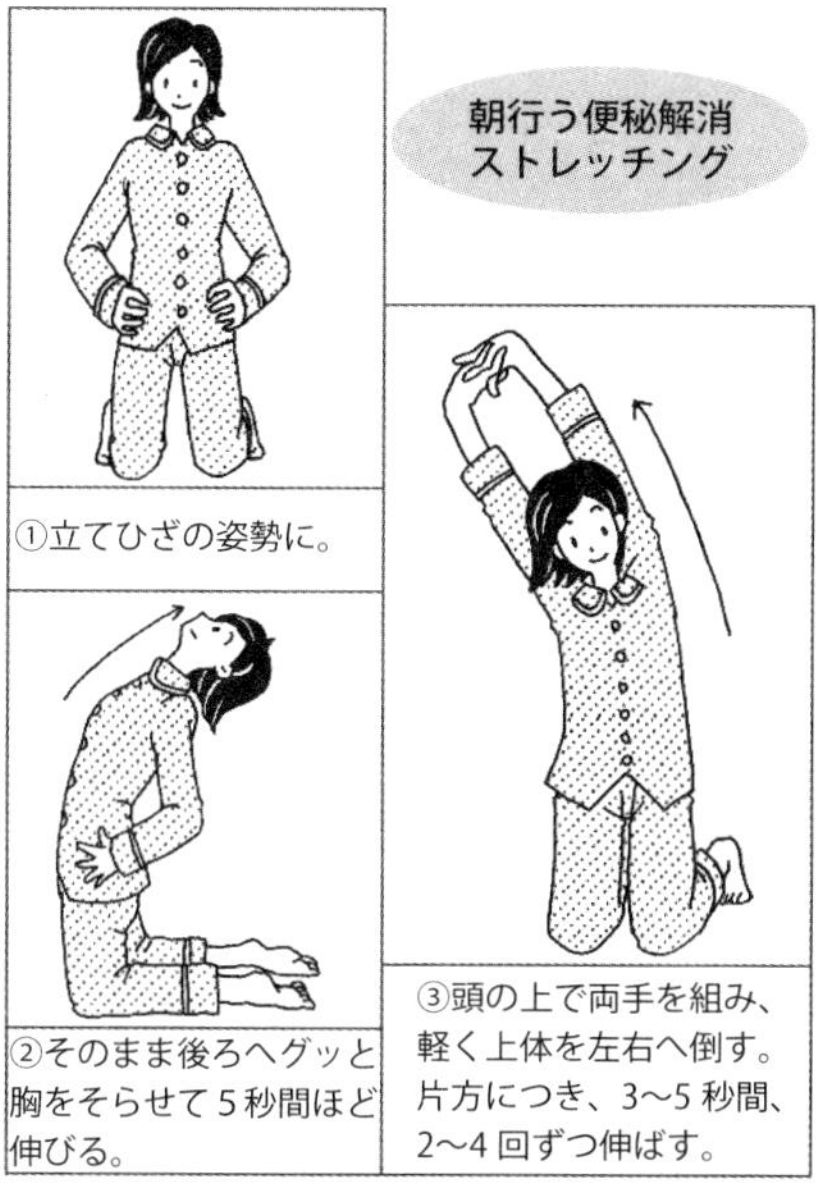
朝行う便秘解消
ストレッチング
①立てひざの姿勢に。
②そのまま後ろへグッと胸をそらせて5秒間ほど伸びる。
③頭の上で両手を組み、軽く上体を左右へ倒す。片方につき、3～5秒間、2～4回ずつ伸ばす。

図4－7　便秘解消ストレッチング

便秘を感じている方はこれと合わせて水分を補給します。そして同じ時間帯にトイレに座って排便の習慣をつけるようなリズムをつくりましょう。便秘はさまざまな不快症状へとつながります。運動を日常生活に取り入れることできちんと予防していきたいものです。

第5章　すぐできる！　健康運動にトライ

これまでの章では運動を科学的な側面からとらえながら、日々の生活に運動を取り入れることのよさを述べてきました。理論的なお話が中心でしたが、運動は実践してこそナンボのものです。そこで本章では趣を少し変えて、すぐに実践できてしかも健康的な運動と推奨されている運動四種目を紹介することにしましょう。その運動がなぜよいのかの根拠を示しながら、どう実践するかを主眼に置いています。なかなか運動をする時間がとれない方も、「ストレッチング運動」だけでもトライしてほしいところです。たった一～二分の実践で身体はすっきりすると思います。

ただし、運動を開始する前には、必ず第4章に目をとおしてください（せっかくの運動効果が半減しないためにも……）。それではお好きな運動へどうぞ。

一　ストレッチング運動で身体スッキリ

ストレッチング運動とは？

ストレッチング運動は、一九八〇年代に、アメリカのボブ・アンダーソンという運動科学者によって提唱された、「筋肉や腱などの結合組織を伸ばす運動」といわれるものです。辞書によると「stretch」の意味は、「伸ばすこと、広げること」とあります。運動場面でのこのストレッチングは簡単に表現すると、「身体を気もちよく伸ばすこと」と表現できるかもしれません。「ウォーミングアップ時に筋肉をよく温め、動きやすい状態にするためにはストレッチングは欠かせない」という意図のもと、世界中の多くの運動愛好者やスポーツ選手などにより長年実践されてきました。やがてこれは運動場面のみならず、健康維持の一手段としても有効だという説がここ十数年で知られるようになってきたため、より多くの人びとに「健康運動」の一つとして実践されています。

体育の時間に行った柔軟体操を覚えていませんか？　運動の前後に、友達に背中を押してもらいながら上体を前に倒したり、背中合わせになって反り返ったり……。ストレッチング運動は、この「伸ばす」という運動を静かに行ったり、また逆にあえて弾みをつけて行ったりする運動のことです。

ストレッチング運動には、大きく分けて二つの種類があります。

一つは「静的なストレッチング」です。呼吸をゆっくりと行いながらじわじわと筋肉を伸ばし、弾みをあまりつけずに実施するものです。この動作は副交感神経を優位にする傾向があるため、クーリングダウンなどでは積極的に用いられます。

もう一つは「動的なストレッチング」。動きをともないながら実践するストレッチング運動です。効率よく筋肉に刺激を与えることができます。よって動きのなかで柔軟性を高め、スポーツ・運動のパフォーマンスをうまく引き出す要素をもちあわせているのです。ウォーミングアップにはとくに有効です。

さらに、ストレッチング運動の生理学的な効果を五つあげておきましょう。

●関節可動域の増大 → 柔軟性がアップし、パフォーマンスの向上につながります。
●筋の緊張を緩和する → 心身がリラックスします。よってストレスの解消にもなります。
●身体が丈夫になる → 健康増進・体力維持、向上が期待できます。
●怪我の予防 → 筋温が上がり、血流がスムーズに。ほかの運動のウォームアップに応用可能です。

●筋力アップ・シェイプアップの可能性 ↓ 長期継続実践による身体の変化が期待できます。

このように、ストレッチング運動は単に身体の可動域を広げて柔らかくするだけでなく、さまざまな効果を引き出す要素をもちあわせているのです。静的・動的どちらのストレッチング運動も、筋肉や腱に刺激を与えるので、継続することで筋肉は徐々に鍛えられます。健康運動の一つとして大きく注目されているのは、このような点からもおわかりになると思います。また、腹式呼吸などとあわせて丁寧に行うことで、より一層のリラックス効果も実証されています。ここ最近ではストレッチング運動だけをメインに行うようなクラスを増設するスポーツ施設も出てきました。

ここに注意!

ここで、ストレッチング運動を実践するうえでのおもな注意点をあげておきましょう。これらを守りながら、気持ちよく楽しく実践してみてください。

注意1　呼吸をともないながらの実践を‥ストレッチング運動の基本は呼吸。呼吸を止めて無理にグッと筋肉を伸ばすと筋肉に余計な緊張がかかり、ストレッチング効果が十分に引き出せません。筋肉を伸ばしながら息を吐くのが基本ですが、場合によっては異なる呼吸法になることもあります。最初は自然な呼吸で無理のない程度に実践しましょう。

注意2　反動をあまり使わずにゆっくりと‥見本図に合わせようと、反動をつけすぎると筋肉痛や肉離れを起こす危険もあります。柔軟性は個人差が大きいです。まずは「気持ち良く伸びているなあ」と実感できることが大事です。

注意3　「体話」しましょう‥どこが伸びているのか？　自分の身体と話をしながら伸ばすことが大切です。何気なく伸ばすのはよくありません。今日はたくさん歩いたから、ふくらはぎや腰周りをしっかり伸ばしてあげよう、と身体に心地よい「ご褒美」をあげるつもりで……。

注意4　リラックスできる環境で実践を！‥とくにクーリングダウン時やストレス解消のために行うストレッチング運動は、落ち着いての実践が大切です。余計な騒音やストレス下では、筋肉は緊張を強いられることに。仕事の合間に行う際も、できるだけ落ち着ける場所を選択してください。

注意5　食後二〇～三〇分以内、体調不良がひどいときはしない！‥体調がよくない、身体のどこかが痛いと感じる場合は無理をせずに中止を。また、食後すぐの実践もダメです。食後は消化作用のために血液が消化器官に集中するため、運動実践はかえって消化の妨げになります。食後は静かに横になるなどして、消化活動を最優先にしましょう。

注意6　気張らず気軽な取り組みを！：毎日必ず同じ時間にやろう！——これがかえって余計なプレッシャーになってしまいます。「いつでもどこでも気軽に」できるストレッチング運動だからこそ長つづきできるというもの。仕事の合間にちょっと肩をぐるぐる回す、これだけでも十分ですよ。無理は禁物！

ウォーミングアップとしてのストレッチング運動

ウォーミングアップは、通常、全身の協調的な運動をうまく引き出すために不可欠であるといわれています（「準備運動」と訳されているのもよくわかりますね）。安静にしているとき、筋肉に入ってくる動脈の血流は、運動開始時よりも循環していません。しかも、寒い冬場には、筋肉の温度はかなり低くなります。ストレッチング運動を実践することで、血液が筋肉全体、ひいては全身に循環されることになるので全体の体温も上昇し、一定に保たれます。筋肉の収縮メカニズム（ＡＴＰ分解）には、筋温の上昇が欠かせません。もし、ウォーミングアップ不足のままで運動を開始してしまうと、筋や結合組織などに大きな負担がかかることに……。怪我や障害を引き起こしやすいのは、このウォーミングアップ不足のためである、という説もあります。運動前には時間をかけて行いたいですね。

図５－１に紹介するウォーミングアップストレッチング運動は、後半のすべての運動種目

（筋力トレーニング・ウォーキング・ジョギング）に対するウォーミングアップストレッチング運動として適用可能です。それぞれの運動の特徴はもちろんありますが、どの運動にも対応できるストレッチング運動となっていますので、好きな運動を始める前にはこれらを行う習慣をつけるようにしてください。

クーリングダウンとしてのストレッチング運動

クーリングダウンは徐々に運動の強度を下げていきながら呼吸を落ち着かせ、身体を安静にさせる手段の一つです。たとえば激しい運動を突然中止して座り込んでしまうと、一時的に大量の血液が大腿部やふくらはぎなどを中心に停滞し、急激な疲労物質の蓄積が始まります。また心拍数も上がったままになるため、めまいを感じたり、失神して倒れたりすることもあります。ほんの数分で構いません。クーリングダウンを実践し、身体を安定させましょう（図5－2）。この実践は、筋肉のポンプ作用（血液を心臓へ返す作用）・呼吸循環の安定につながることが多くの研究で報告されています。また運動で貯留した血液中や筋肉中の老廃物を速やかに除去し、疲労回復を促進してくれます。運動後、座り込んでお茶を飲みたくなるのですが、まずはクーリングダウンで呼吸を整えて血液循環を良好にしましょう。

●全身のストレッチング運動
キープ：3～4秒間、回数：2～3回
①足を肩幅より大きめに開く。両手のひらを正面に向け、斜め上に。②息を吸いながら、手のひらを後ろに押し上げるように全身を伸ばしてキープ。③息を吐きながら上体を前に倒し、一気に脱力。④①～③をくり返し。

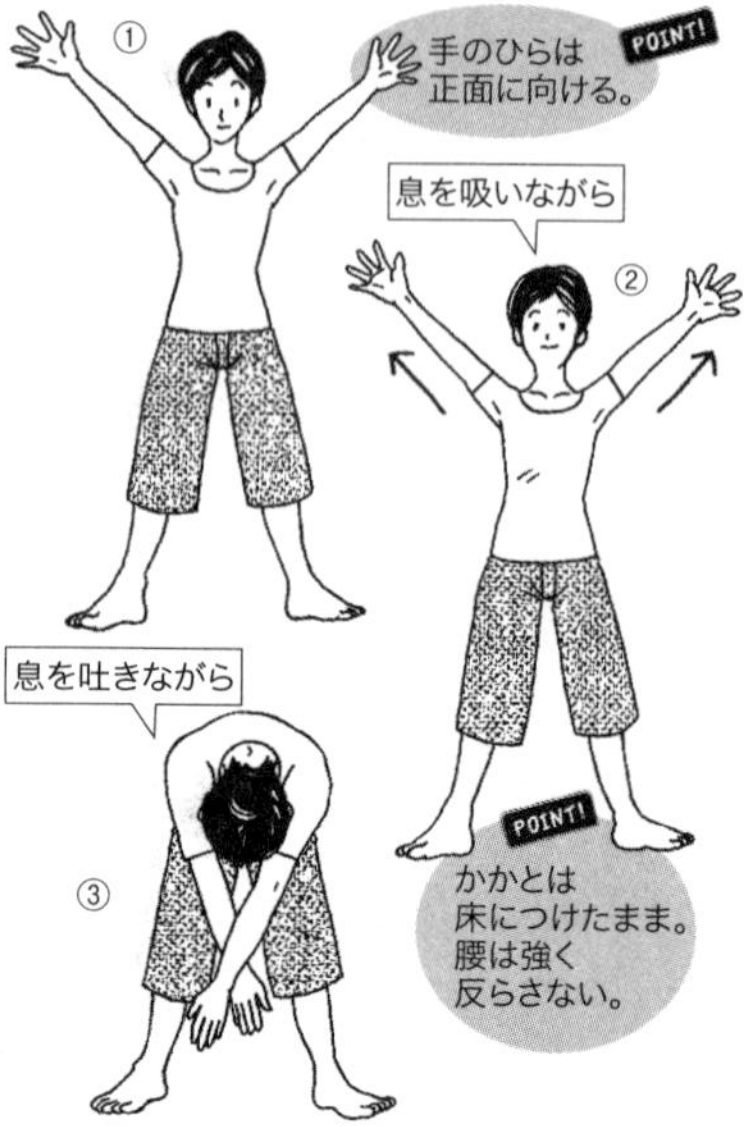
①
手のひらは
正面に向ける。
POINT!
息を吸いながら
②
息を吐きながら
③
POINT!
かかとは
床につけたまま。
腰は強く
反らさない。

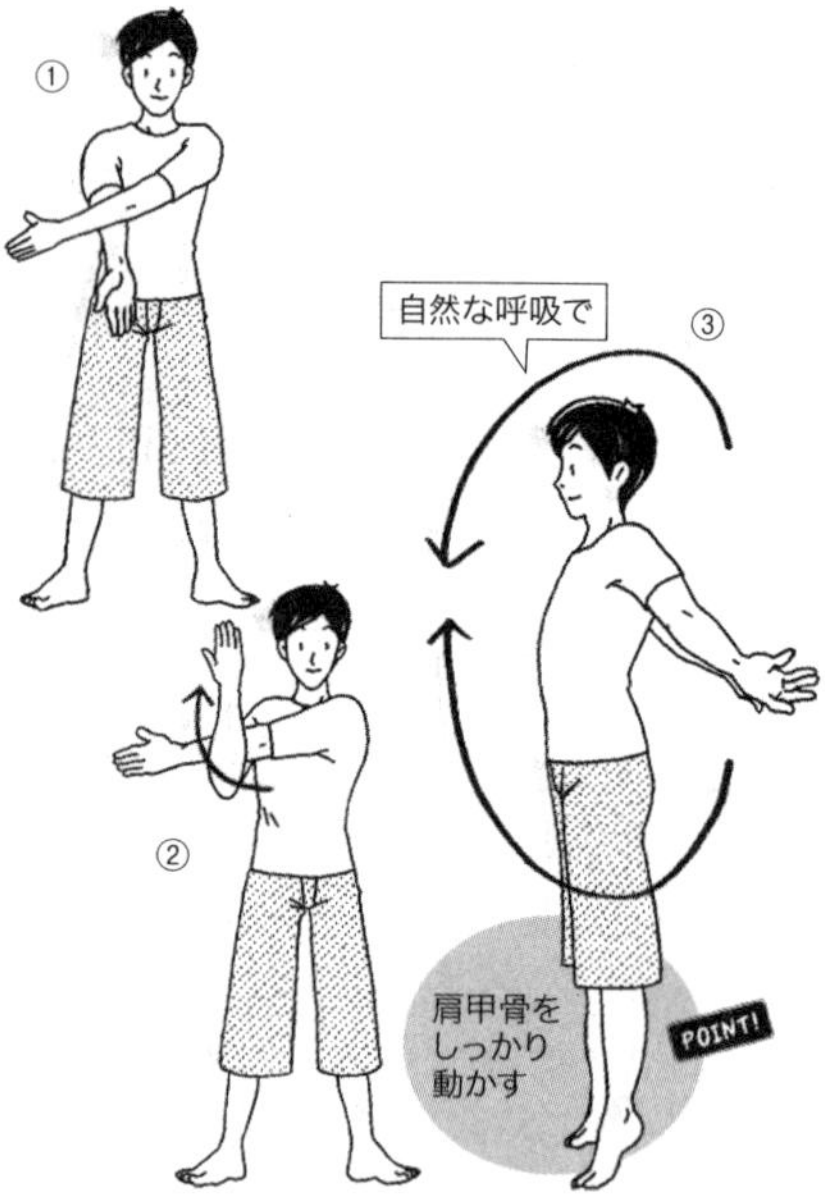

●肩のストレッチング運動
キープ：3～4秒間、回数：①②左右2回、③20回
①手のひらを上にして右腕を伸ばし、その上に左腕を交差させる。②息を吐きながら右腕の肘をまげ、左腕を身体に引き寄せながらキープ。反対側も同様。③最初の姿勢へ。足を肩幅よりも少し広めに開く。背伸びをしながら両腕を大きく振り上げて肩を回す。自然な呼吸で。肩甲骨を意識しながら。

図5－1　ウォーミングアップ

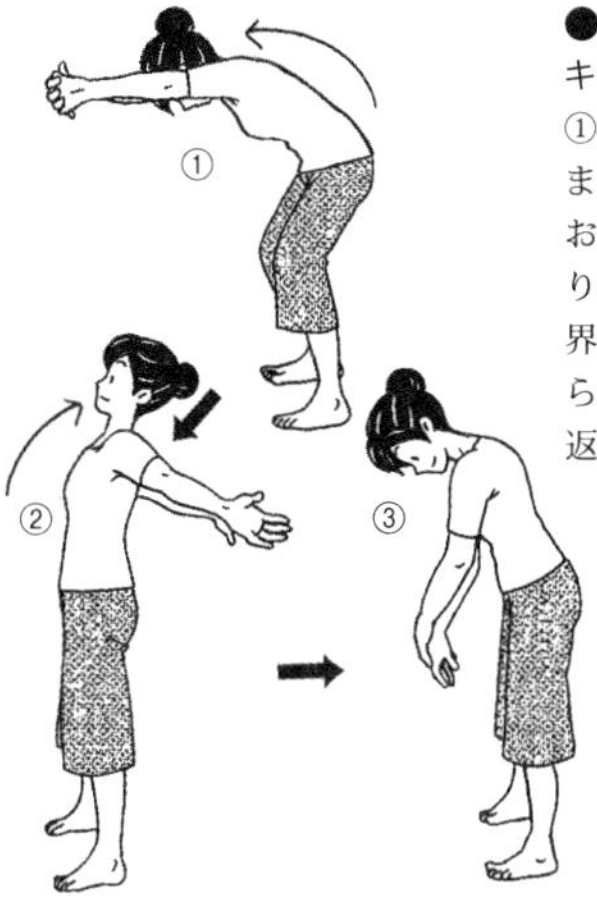

●背中・胸のストレッチング運動

キープ3～4秒間、回数2～3回

①肩幅くらいに足を広げ、胸の前で両手を組みまっすぐ前方へ突き出して背中を丸めキープ。おへそをのぞきこむようなイメージで。②ゆっくりと立ち姿勢に戻り、両腕を真横に広げ手が視界から消えるまで後ろにそらす。息を吸いながらキープ→ ③一気に脱力。④①と②、③のくり返し。

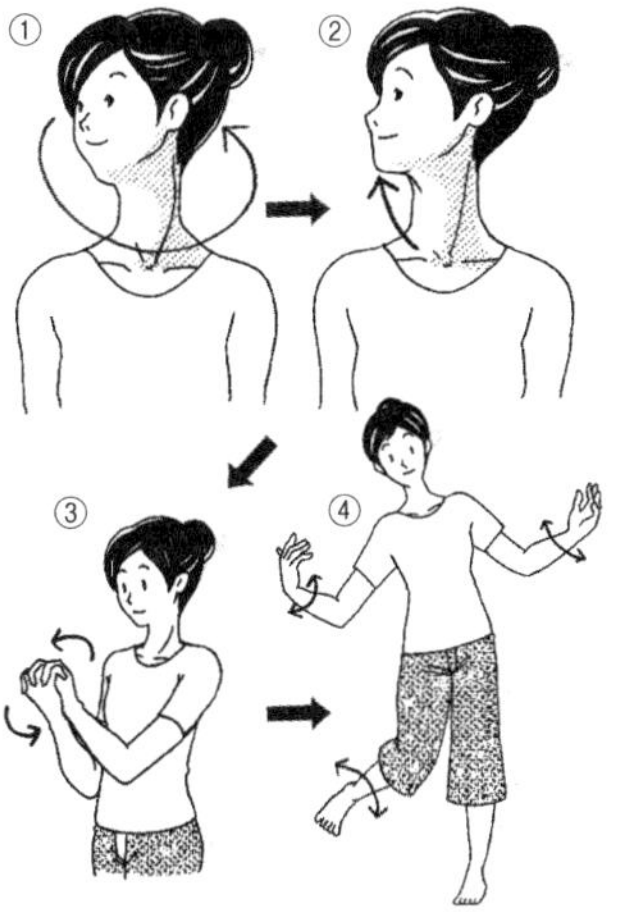

●首・手首・足首のストレッチング運動

キープ：3～4秒間、回数：左右交互2～3回

①首筋を伸ばし首をゆっくり大きく3～4秒で回す。呼吸は自然に。②斜め上を見るようなイメージで首を斜め後ろに動かし息を吐きながらキープ。③指を組み手首を10秒回す。④両手・両足首をブラブラ振る。

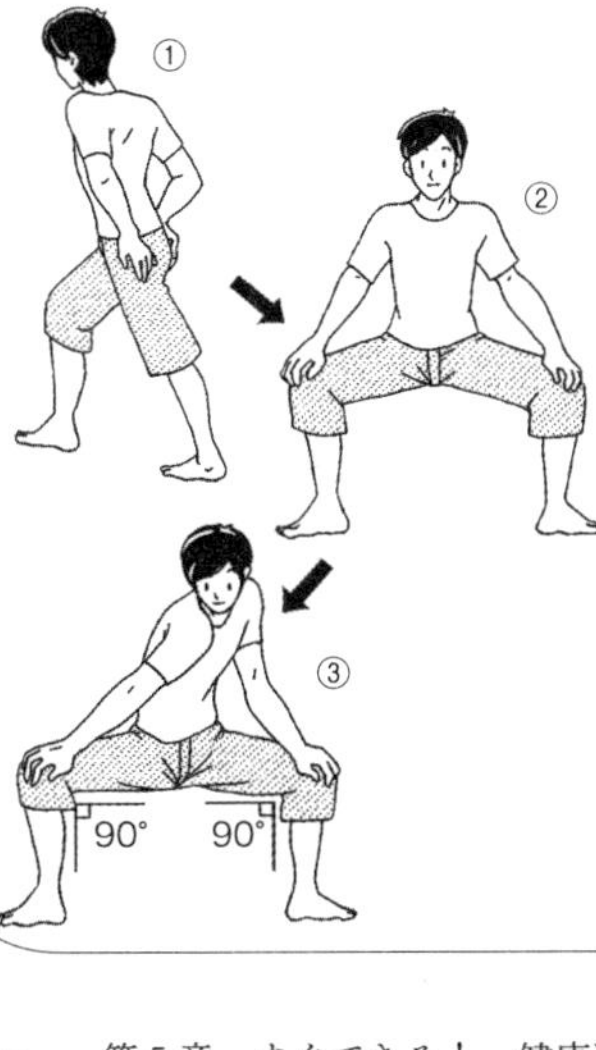

●腰・下半身・ストレッチング運動

キープ：4秒間、回数：①・③左右交互に3回ずつ

①腰に手を当て左足を一歩後ろに大きく下げる。右足に重心をかけ、左足のかかとを床に押し付けるようにし息を吐きながらキープ。反対側も同様。②足を大きく開く。背筋を伸ばしながら腰をゆっくり下ろし、両手は膝へ。③膝が約90度になるまで腰を下ろしたら、肩を内側方向へ（膝の内側に手をあて膝を押すように）。息を吐きながらキープ。反対側も同様。

●全身のストレッチング運動
キープ：3～4秒間、回数2～3回
①両手を頭の上で組み手のひらを上に向けながら身体を上に伸ばしてキープ→一気に脱力。これをくり返す。②右手を真上に上げ手のひらを内側に向ける。③肘を伸ばしたまま、上体をゆっくり真横に傾けてキープ。これを左右交互にくり返す。

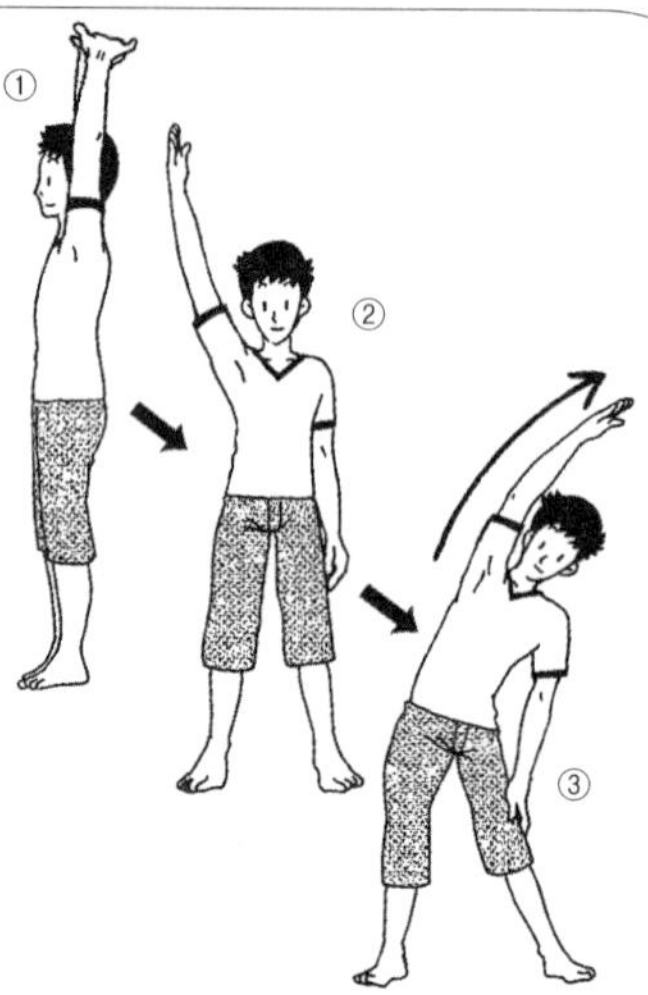

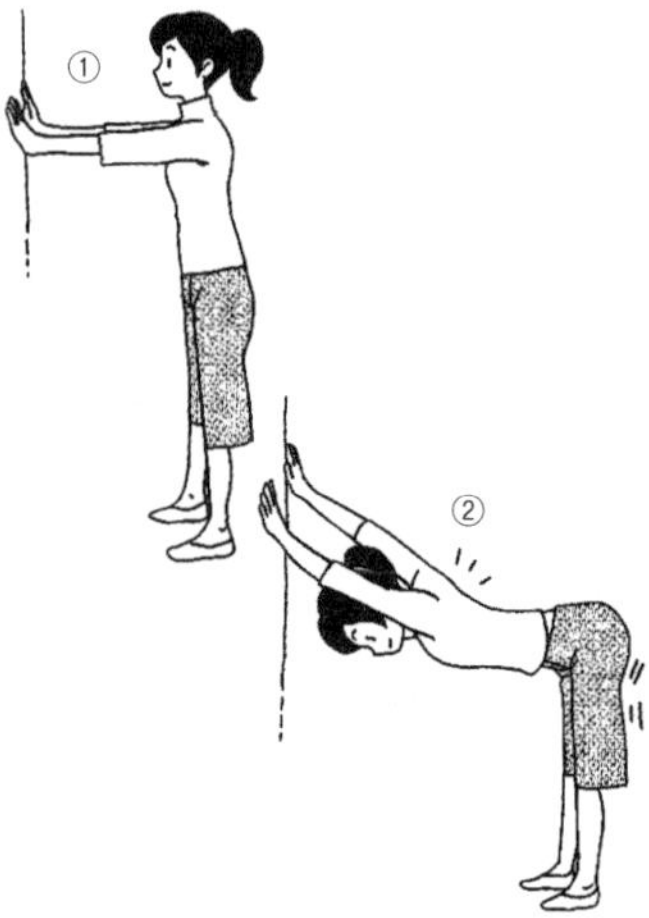

●背中・腰・下半身のストレッチング運動
キープ：4～8秒間、回数2～3回
①壁や木などに向かって立ち、腕を伸ばした状態で手のひらを置く。脚は伸ばし、肩幅よりやや広めに足を開く。②ゆっくりと両手を下にすべらせ、お尻を突き出すようにする。身体が床とほぼ平行になるような位置でストップ、息を吐きながらキープ。③①と②をくり返す。

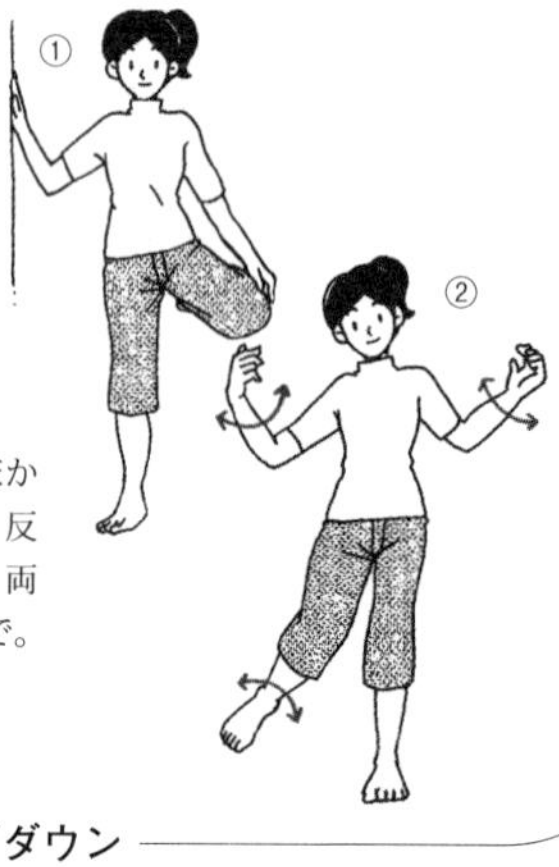

●大腿部・足首のストレッチング運動
キープ：3～4秒間、回数：①2～3回、②自由に
①壁と平行に立ち、手のひらを壁へ。かかとを床から離し膝を曲げ、太もも前面を伸ばしてキープ。反対側も同様。これを左右交互にくり返す。②両手・両足を交互に振って脱力する。心地よいと感じるまで。

図5－2　クーリングダウン

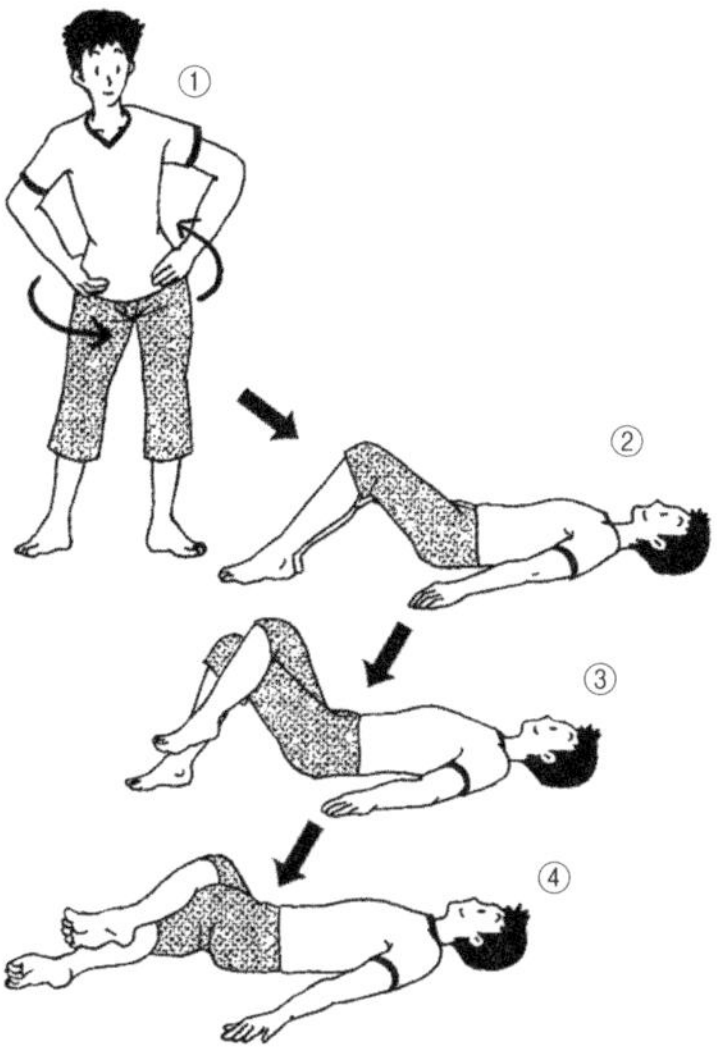

●腰・骨盤周辺のストレッチング運動

キープ：3 ～ 4 秒間、回数：①5 ～ 10 回、②～④2 ～ 3 回

①脚は肩幅よりやや広めに開く。背筋を伸ばし両手を腰に当て、腰をゆっくり大きく回す。左右交互に。

＊寝る場所が確保できているようであれば②仰向け姿勢に寝る。足を肩幅くらいに開き、両膝を立てる。③左足の太ももに右足を乗せ、右足で左足を押すようにし、床のほうに倒してキープ。肩が床から浮かないように。④元の姿勢に戻り反対側も同様。左右交互にくり返す。

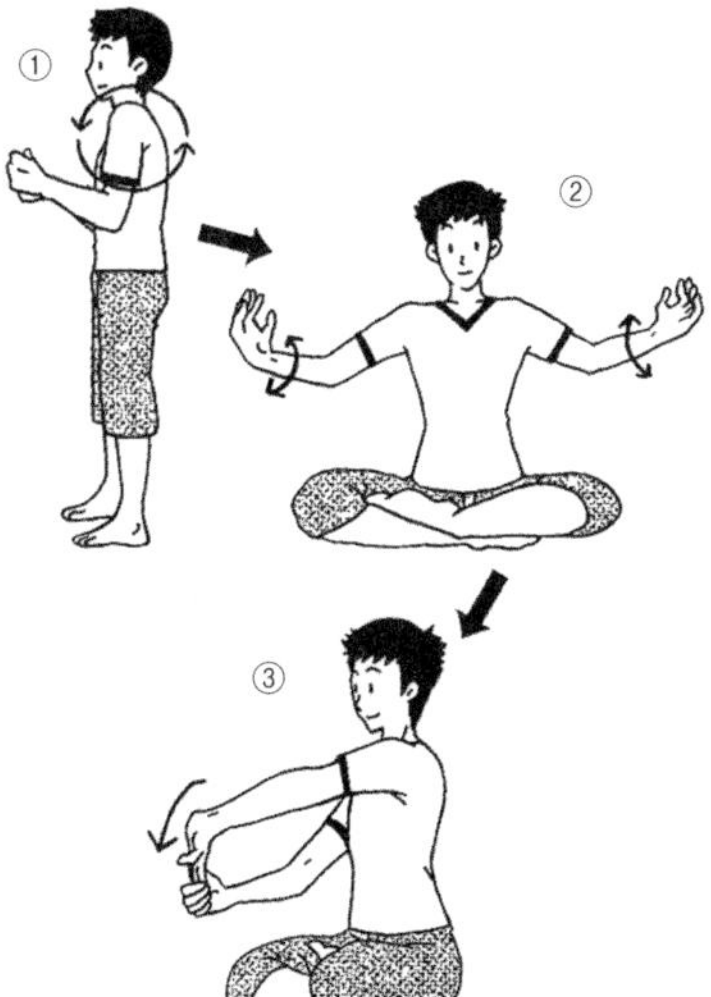

●肩・手首・肘周辺のストレッチング運動

回数：①5 ～ 6 回、②10 回程度、③2 ～ 3 回

①背筋は伸ばして脚は肩幅くらいに。肘を軽く曲げ肩を回旋。前後交互に。

＊②③は座って行うとリラックスできる。立ったままでも OK。

②両腕を軽く横へ伸ばしたら肘を軽く曲げて手首を振り下ろす。③手のひらを上に向け、床と平行になる高さまで上げる。右手で左手の指を軽く握り、身体のほうへ寄せキープ。反対側も同様に。

ストレッチング運動にトライ！

ここで紹介するのは、お家でできる手軽な健康運動としての、初心者～中級者向けのストレッチングの基本プログラムです。できれば、先ほどご紹介したウォーミングアップストレッチングとあわせて行ってみましょう。久しぶりに運動される方は、ウォーミングアップ後、一～二種目でも構いませんので体調とよく相談してからトライしてみてください。筋肉をほどよく伸ばすことで得られる〝爽快感〟を味わっていただければ、たいへん嬉しいです。この基本プログラムのほかに、レベルアッププログラムを巻末の付録（付録①、206ページ参照）として収めておきました。こちらにもぜひチャレンジしてください。

図5－3には、「身体を伸ばす ↓ 脱力する」という基本的な動作がメインとなるストレッチング運動の例を示します。凝り固まってしまった筋肉を少しずつほぐす、という作業だけでも身体はすっきりとします。腰周りが痛い・だるいなどという方は、積極的にどうぞ。柔軟な筋肉になることで、痛みやだるさなどがやわらいでいくことでしょう。

●体側・上半身のストレッチング運動
キープ：4～8秒間、回数：3回
①背筋を伸ばして立つ。両足を大きく開いて。右手をまっすぐ上げ、手のひらを内側に向ける。②肘を伸ばしたまま、息を吐きながら上体を真横に倒す。最大限倒したところでキープ。伸ばしたら脱力。③反対側も同様に。これを左右交互にくり返す。

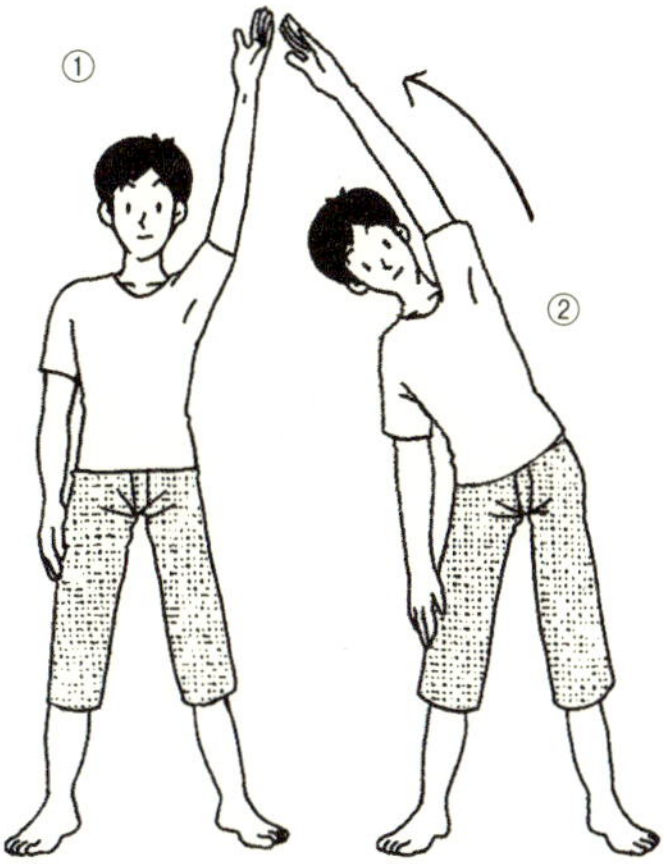

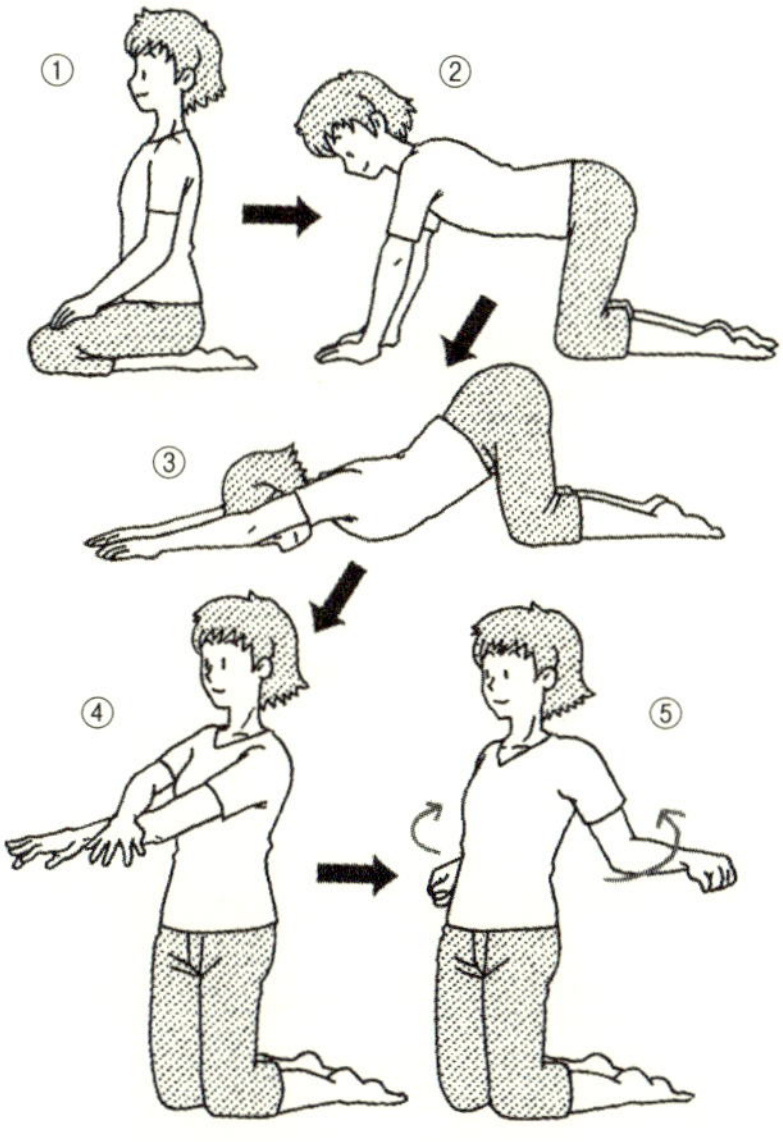

●背中・胸・肩のストレッチング運動
キープ：4秒間、回数：2～3回
①正座の姿勢で背筋を伸ばして手を太ももの上へ。②両手を顔の下あたりにつき、四つんばいで呼吸を整える。③両手をゆっくりと前に滑らせたら背中が伸びたところで、お尻をもち上げてキープ。息を吐きながら。背中を反らせすぎないよう、①～③をくり返す。④立て膝の姿勢へ。両腕を身体の前でクロス。⑤手を軽く握ったら肘をまっすぐ後ろへ。肩甲骨を引き寄せるように息を吐きながらキープ→一気に脱力。⑥④と⑤をくり返す。

図5－3　ストレッチング運動の例

●腰周りのストレッチング運動

キープ：3～4秒間、回数：①2回、②3回

①仰向けの姿勢に。足を軽く開き両手を組み、全身を伸ばす。つま先と手を引き合うようにキープ（息を吸いながら伸ばすと行いやすい）→脱力。②左足を右足のすねにクロスさせ、肩が浮かないよう膝を右側に倒す。最大限倒したらキープ。反対側も同様にくり返す。

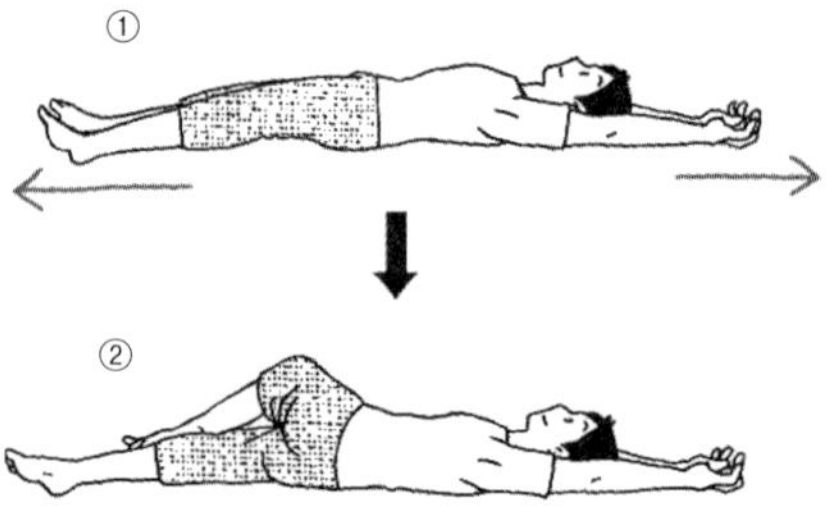

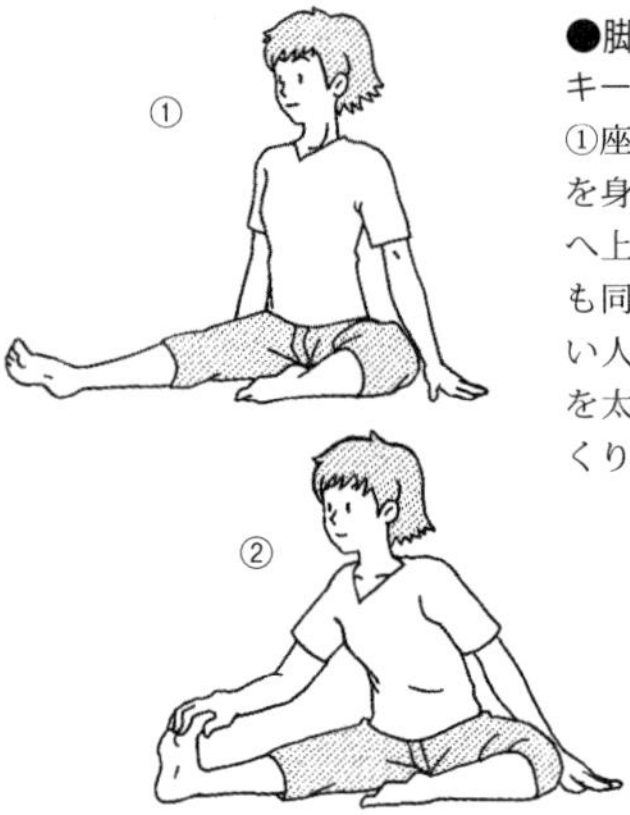

●脚部のストレッチング運動

キープ：3～4秒間、回数：2～3回

①座り姿勢へ。両足を大きく開き、左膝を曲げかかとを身体へ引き寄せる。②背筋を伸ばしたまま右足のほうへ上体を倒す。息を吐きながらキープ→脱力。反対側も同様に。③左右交互にくり返す。つま先に手が届かない人は、伸びている脚の膝上に手を軽くのせ、おへそを太ももに近づけるようなイメージで。無理せずゆっくりと。

●股関節・脚の内側のストレッチング運動

キープ：3～4秒間、回数2回

①あぐらを組んで座る。背筋を伸ばして両手を膝の上へ。②右足をできるだけ真横まで広げる。左足を身体に引き寄せたら息を吐きながらキープ。③左足のほうへ身体を90度方向転換させる。両手で身体をきちんと支えながら、右足をまっすぐ伸ばし足の側面を床につけキープ。④反対側も同様に行い、左右交互にくり返す。股関節と脚の深いストレッチングになるので、痛みを感じるようであれば、1回ずつで終わりに。

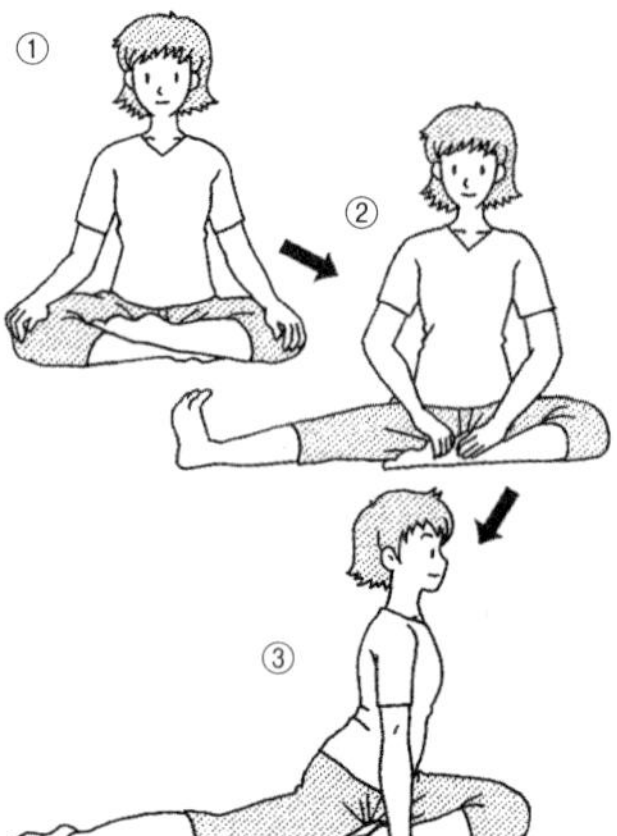

◆こんなときはどうしたら……ストレッチ編◆

Q1　更年期なので、あまり激しい運動をする気になりません。ストレッチング運動は行っても大丈夫ですか？

A　大丈夫です。無理のないように、短時間でもいいので毎日つづけましょう。

更年期障害は、ホルモンのアンバランスが原因となって生じることが多いようです。不快な症状を感じたら、数分だけでもストレッチングで身体を動かすようにしましょう。血液・リンパ液の流れが良好になる、これだけでもずいぶんと症状はやわらぐようです。更年期に凝り固まりやすい「腰周り・股関節・骨盤周り」に刺激を与え、その周辺のストレッチング運動を積極的に行いましょう。そしてホルモンバランスを整えるようにしましょう。

Q2　ストレッチングの効果をあげるためにはどんな工夫が必要？

A　伸ばしている部分に意識集中すること、そして集中できるようなリラックスした環境を自分自身でアレンジしてみましょう。

まずはストレッチング運動をしている部位に意識を傾けることです。これがあるのとないのとでは大違い！　意識を高めることにより、伸ばされる具合や筋温も変化することがわかっています。漫然と行うよりもはるかに効果は高いといってよいでしょう。また、よりリラックスした環境を整えることで、ストレッチング運動の効果はさらにアップしていくともいわれています。以下のような点に気を配ってみてはいかがでしょうか？　より一層の効果が期待できると思います。

●服装……身体を締めつけないゆったりとしたものを着て、リラックスして行いましょう。外出先などでは、実践時、少し衿や袖口などを緩めて行うと効果的です。

●光……就寝前などに行う場合は、交感神経が優位にならないよう、できるだけ部屋の照明を落としましょう。逆に朝一番のストレッチング運動は、身体を目覚めさせるためのものなので、朝日を浴びながら行うとリズムを整えやすくなります。

●音……ゆっくりと筋肉を伸ばす静的ストレッチングを行うときは、静かなものをおすすめします。音がないほうが集中できる、という場合はなくても構いません。

●香り……ここ数年、アロマテラピーが大流行です。香りで不調をケアしたり、自然治癒力を高めて病気を予防したりという効果もあることがわかっています。ただ、完全に治療効果があるわけではないのですが、心地よいと感じる香りを選び、その環境のなかで行うことでストレッチングの効果がアップすることにつながる方もいます。においが合わないと感じることもありますので、ご自身の感覚に合ったものを選ぶようにしてください。

二　筋力トレーニングで引き締まった身体を手に入れよう！

筋力トレーニングとは？

筋力トレーニングとは、ある骨格筋（図2－5参照）の能力維持や向上などを目的としたトレーニングです。目的の骨格筋に対して負荷や抵抗をかけることから、レジスタンストレーニングともよばれています。抵抗をかけることによって筋肉が太くなり、筋肉の量が増え、筋力が高まります。筋肉を鍛えることの意義については36ページですでにみたとおりです。

負荷のかけ方としては、自分自身の体重を利用したり、フリーウエイトとよばれるおもりを利用したり、あるいは筋力トレーニング専用のマシンを利用するなど、さまざまな方法があります。

骨格筋に日常生活以上の負荷をかけることにより、一度骨格筋を消耗させて、その後の超回復という現象（168ページ参照）によって筋繊維が太くなるメカニズムが存在することから、筋力トレーニングは定期的に行うことが理想です。

その効果は?

「筋トレって筋肉が太くなるだけでは?」というのは大きな誤解です。ここで筋力トレーニングによる効果を、生理学的な面からみておきましょう。大きく四つの効果が期待できます。

まず、基礎代謝が変化することで、ダイエットへの効果が期待できます。基礎代謝とは、呼吸や血液循環、体温調節など生命を維持するために最低限必要なエネルギーのことです（第2章、第3章を参照）。通常消費されるエネルギーの約六〇〜七〇%が基礎代謝による消費で、そのうちもっとも消費に関わる身体の器官は筋肉（全体の約四〇%）です。たとえば、筋を肥大させるようなトレーニングを週三回、四ヶ月継続すれば、ふつうの生活を送っているだけでトレーニングをしなかった場合とくらべて、エネルギーをより多く消費する身体になるのです（約一〇%代謝がアップするという報告もあります）。すなわちエネルギー収支が大きく関わるダイエットや肥満の改善などには、筋力トレーニングが効果的である可能性が高いということがわかりますね。

つぎに、筋力トレーニングの実践により、悪玉のＬＤＬコレステロール値を下げ、心臓血管系のリスクを下げたり、善玉のＨＤＬコレステロール値が上がって動脈硬化を抑制したりするという効果があります。くわしくは第3章をみていただきたいのですが、これにより、生活習慣病予防の効果が期待でき、健康的な生活を維持できる可能性が高まるのです。近年、生活習慣病のなかでも患者数が増えている糖尿病やメタボリックシンドロームが問題になっていますが、この筋力トレーニングが内臓脂肪の蓄積抑制にも効果があることがわかってきました（インシュリン感受性を改善し、糖尿病予防になるという知見がここ数年多数あり）。ただ、筋力トレーニング単独での実現は難しいのが実際のところ。日々の過ごし方、食事の仕方、ストレス、有酸素性トレーニングの割合など、総合的にみることが必要です。

これまでまったく運動していない人にとっては、週一回の筋力トレーニングからでも、筋の発達やそれにともなうさまざまな効果が期待できます。またトレーニングのレベルが進むにつれ、より多くの効果を得ることも可能になります。筋肉刺激を与えた分、休息を与えた分、トレーニング後に栄養をきちんと補給した分だけ、その効果はぐんと跳ね上がります。その結果、疾病予防や丈夫な身体づくりにつながるといえるでしょう。あえて具体的な数字をあげると、週に三日程度の筋力トレーニング実施により（三ヶ月と二週間）かぜをひきにくくなり、シェイプアップもはかられ、精神的賦活にまで効果があったという研究報告もありました。これが三番目の効果です。

そして四番目の効果として、精神的な効果が期待できます。筋力トレーニングに限らず、運動を人から強制されて行う人はまれです。トレーニングには必ずその人の意思や目的が存在します。よってそれらの欲求を満たすかどうかが、トレーニングを行うことの無意識的なカギとなることにつながります。初心者の場合、トレーニングを実施するだけで欲求が満たされるかもしれませんし、上級者においては高い目標を達成することで満足感が得られるかもしれません。身体的向上のみならず精神的な部分との関わりが大きいことから、適切な目標設定とプログラムをデザインすることが重要です。

筋力トレーニング実践、その前に

つぎに筋力トレーニングを実践する前に知っておいてほしいことをまとめておきましょう。

まず、トレーニングの原則を知りましょう。この原則にはつぎの五つがあります。

たとえば、マラソンを実践するうえで、上半身が立派になるトレーニングプログラムだけを組んでもダメなことは明らかです。どんなトレーニングをすれば自分の目標・願望達成に近づくか？　ここをまずは明確にします。これを「特異性の原則」といいます。

特異性の原則にしたがってトレーニングをつづけ、身体がトレーニングの強度に慣れてきたら、それよりも高い負荷でトレーニングすることが必要になります。これを「過負荷の原則」とよびます。日常生活に少しだけ高い運動強度を取り入れることにより、さらに高いレベルの体力がついてくることにもなるのです。

この二つの原則を守りながら、長期的なプランをもって、一定期間ゆっくりとトレーニングの強度を上げ、量を増やしていくことも必要です。これが「漸進性の原則」です。減量をするのに、急激に負荷や量を上げて失敗するケースが多いのが現状です。そうならないためにも守りたい原則ですね。

筋力トレーニングをして筋肉に強い負荷が与えられると細胞がダメージを受け、一時的に筋力が低下します。回復の期間を経たあと、元の水準を超えて筋力が高まる現象を「超回復」といいます。筋肉はこれをくり返しながらレベルが高まるのです。この「超回復の原則」によって、タイミングよくつぎの過負荷を与えれば、最大限の効果を得ることが可能となるのです。

そして、鍛える筋肉には「優先順位」があります。まず身体中心部の大きな筋肉を鍛え、比較的小さい筋肉は補助的に鍛えていくのが理想的なトレーニング順序。時間に制約のある人はとくに中央から末梢へ、大きな部位から小さな部位へ、などの原則にしたがっていくと効率的なトレーニングとなります。

これらの原則を踏まえ、実際のトレーニングにあたってはつぎの点に注意が必要です。

回数と重さは、八回目〜一〇回目が「きつい」と感じる重さを設定しましょう。ただ、フォームが崩れないよう図を参考に正しいフォームで、ギリギリ一〇回程度できる重さに設定します。

では、このトレーニングは週に何回の頻度で行えばよいか？　最低でも一～二回は実践してほしいものです。時間が取れるときは、ダンベルやマシンを使ったプログラムを行い、それ以外は自体重でのプログラムを補強として実践します（初心者には、週一回でも効果は十分ありますよ）。

実際にやる段階になると「動作の速度は速くするか遅くするか」で迷うかもしれません。基本的にはどの種目もゆっくりと行いましょう。三～五秒間くらいかけて一つの動作を行うのを目安にするとよいかもしれません。「筋肉を使っているなあ！」と感じながら動かすようにしましょう。なお動作中は呼吸を止めてはいけません。息を大きく吐き出すときはしっかりと意識するようにします。そして種目のあいだの休息は、長くても一分～一分半くらいを目安にしてください。

実践上の注意点はこれでわかりました。ただ、トレーニングの効果を引き出すには日常生活で気をつけておきたい点もあります。

短期間でトレーニングの成果を求めるのであれば、「トレーニングを習慣化する」「仲間をつくる」などが効果的かもしれませんが……トレーニングとなるとどうしても構えてしまって長くつづかない人が多いのが現状です。そこで、はじめはあまり頑張りすぎずに、気軽な気持ちで、「細く長く」をモットーに取り組むのはいかがでしょうか。
また、トレーニング効果を最大限に引き出すためには、栄養バランスのよい食事をとり、疲れた身体を回復させる休養も大切です。筋肉をつけたくて一所懸命トレーニングしていても、筋肉の材料になるタンパク質などの栄養素が足りなければ筋肉は育ちません。効果を得るには「栄養」と「休養」なども意識したいところですね。

さあ、あとは実践……なのですが、実践の前には必ず「準備運動」と「整理運動」を忘れずに行いましょう。まずすべきことは、全体的に身体を温めることです。具体的には、五分～一〇分程度の全身運動を行います（図5－4）。ただし、寒い時期には少し長めに行いましょう。

全体的に身体が温まったら、今度は身体の各部位を温めるストレッチング運動（図5－1）を行います。「ストレッチング運動」のところで紹介したウォーミングアップストレッチングや、少し動きをともなうような体操を加えるとより効率的に筋力トレーニングを始めることができます。さらに「これからトレーニングをするぞ」という意識を高めて、身体と気持ちの準備をすることも大事です。ここでは、骨盤や肩甲骨の可動性を含む全身の運動、脊椎を中心に身体を動かす運動を紹介します（図5－5）。

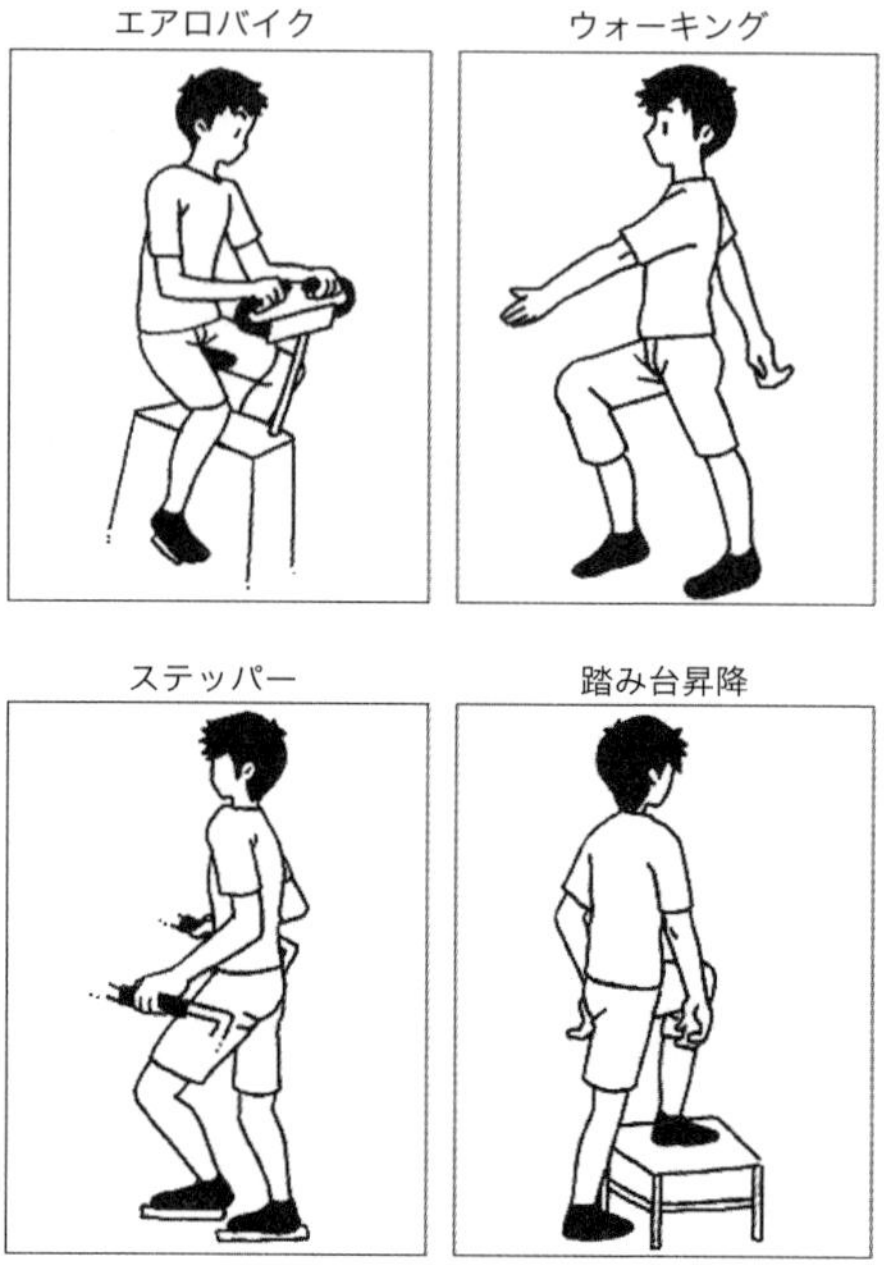

図5－4　全身運動の例

全身運動のプログラム例として、つぎのようなものがあります。

- ●大きく腕を振りながらのウォーキングやジョギング
- ●ステッパーやスカイウォーカー、踏み台昇降など
- ●エアロバイク

また、つぎのような準備運動があります。

- ●キャット＆ドッグ：骨盤と肩甲骨を効率的に使うための準備運動（三、四回くり返し）。背中を意識的に丸めたあと、グッと背中を反らす動作。ともに四～五秒間静止します。
- ●スクワット＆プレス：大きな筋肉を温めながら動きに入りやすいようにする準備動作。

ハーフスクワットから伸展時にプレス（三、四回くり返し）を行う。膝を曲げた状態から一気に身体を伸ばす。静止せずにリズムよく実施します。

●スパインツイスト：骨盤周りに刺激を与え、効率的に身体を使うための準備動作。身体の軸を中心に左右にひねる動作と腰の回旋。手のひらを上に向け軸を中心に回旋・軸を中心に腰を回す動作（ともに左右四、五回ずつ）。

そして終了後は整理運動（クーリングダウン〔ケア〕）を実践しましょう。先に紹介しましたが、クーリングダウンを行うことにより、高まった心拍数や身体を沈静化し、疲労を翌日まで残さないようにすることができます。筋力トレーニング直後は、五〜一〇分程度のウォーキングなどの軽運動のあとに、一〇分前後のストレッチング運動を行うとよいでしょう。トレーニングで利用したエネルギーを素早く補給するため、消化のよい炭水化物を摂取したり、運動で失った水分やミネラル分を補給したり、さらには身体づくりに必要なタンパク質やビタミンの摂取などの栄養補給もおすすめです。また特定の部位に激しい負荷をかけた場合などは、その炎症を抑えるためのアイシング（氷や氷のうなどで冷やす）も重要です。これらを習慣づけられるといいですね。

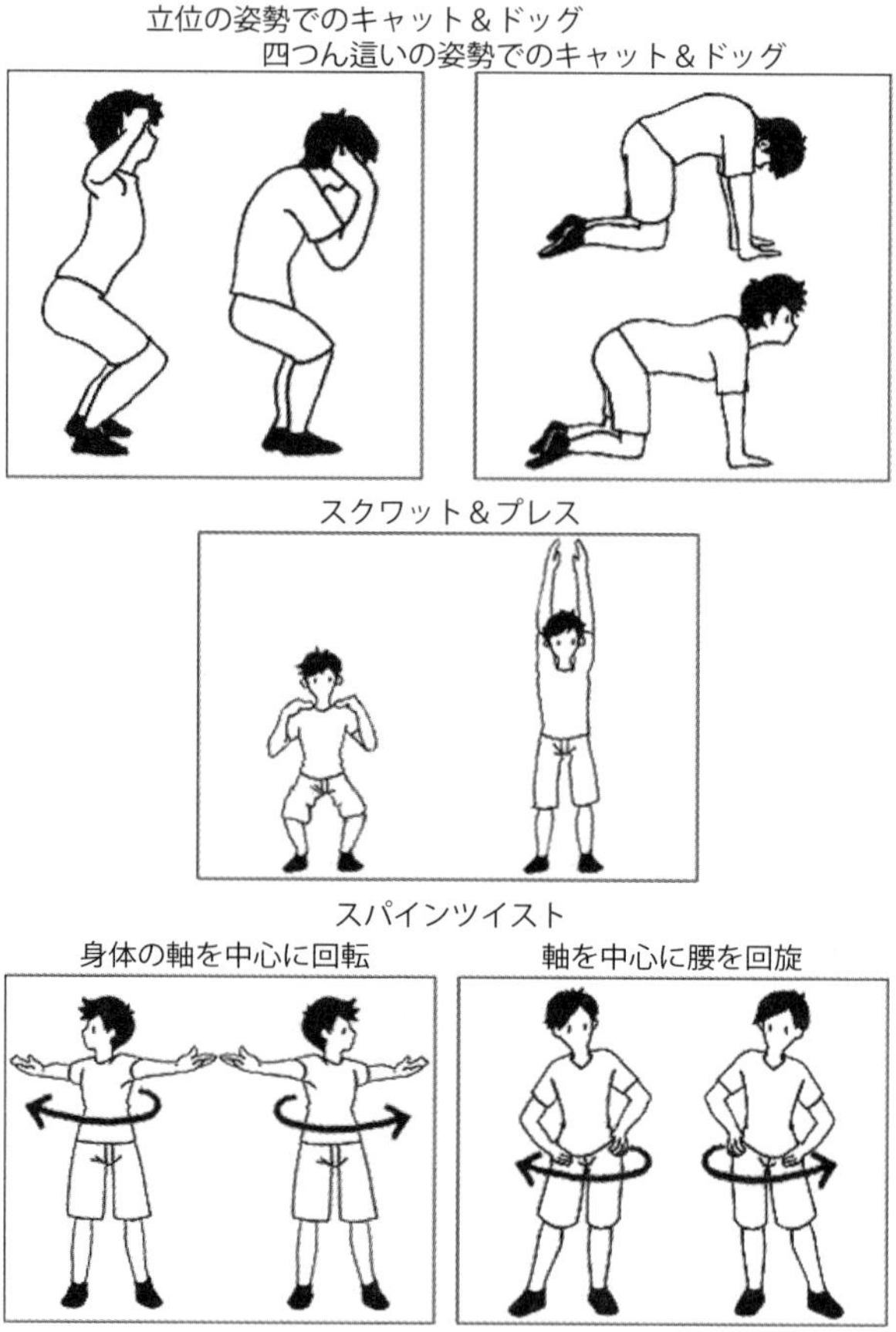
立位の姿勢でのキャット＆ドッグ
四つん這いの姿勢でのキャット＆ドッグ
スクワット＆プレス
スパインツイスト
身体の軸を中心に回転
軸を中心に腰を回旋

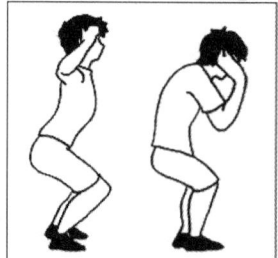

図5－5　準備運動の例

実践！　筋力トレーニングプログラム

では、実践の仕方をみていきましょう。ここでは、初心者〜上級者を対象にしたプログラムを示します。またすぐに実践できるように、道具を使わないトレーニングを中心にまとめています。巻末の付録②（204ページ参照）にはダンベルやバランスボールなどを使ったトレーニング例も含めて、上級者までのトレーニング例がありますので、参照してください。

まず、基本的なトレーニングの流れをみておきます。

ウォーミングアップ（一〇〜一五分）→筋力トレーニング（二〇〜三〇分）→体幹トレーニング（一〇分）→クーリングダウン（一〇〜一五分）

ここで取り上げるのは「上半身での押す動作」「上半身での引く動作」「下半身での動作（脚の曲げ伸ばし）」という動作です。大きな力を発揮する際には、これらの動作を組み合わせて行う場合が大半です。一度に大きな筋肉をできるだけ多く使う動作を行うほうが、より大きなエネルギー消費につながります。初心者は無理をせずに一セット程度で、そこで物足りなくなれば中級者レベルとして二〜三セットを実施してみましょう。

図5−6には自体重トレーニングの例を、図5−7には体幹部のトレーニング例を示しました。

まず、自体重トレーニングの例はつぎのとおりです。

●プッシュアップ：肘の曲げ伸ばしをしながら上半身、押す・引くの動作で鍛えます。背中が丸まらないよう注意。

●ロウイングまたはつかまるものがあれば斜め懸垂：腕を引いて背中を縮める動作。

●スクワット：膝の曲げ伸ばしで下半身全体を鍛えます。背中が丸まらないよう注意。脚を曲げたときに息を大きく吐き出すとよい。レベルによって、自体重スクワット〔初級〕、ワイドスクワット〔中級：両足を大きく開き、膝が九〇度くらいになるまで腰を落とす。この上下運動のくり返し〕、片足スクワット〔上級：ランジともいう。片方の足はそのままで、もう片方の足は大きく前へ。前の足を九〇度くらいになるまでしっかりと曲げる。曲げ伸ばしのくり返し〕がある。

●スティフレッグデッドリフト：腰を突き出すようにして身体を折り曲げる動作。

●グッドモーニング：立った姿勢から腰を突き出すようにして背中をまっすぐにしながら折り曲げる。両手は耳の後ろへ。

これを、初心者であれば各一〇回ずつ、中級者であれば各一〇～一二回ずつを、初心者は一

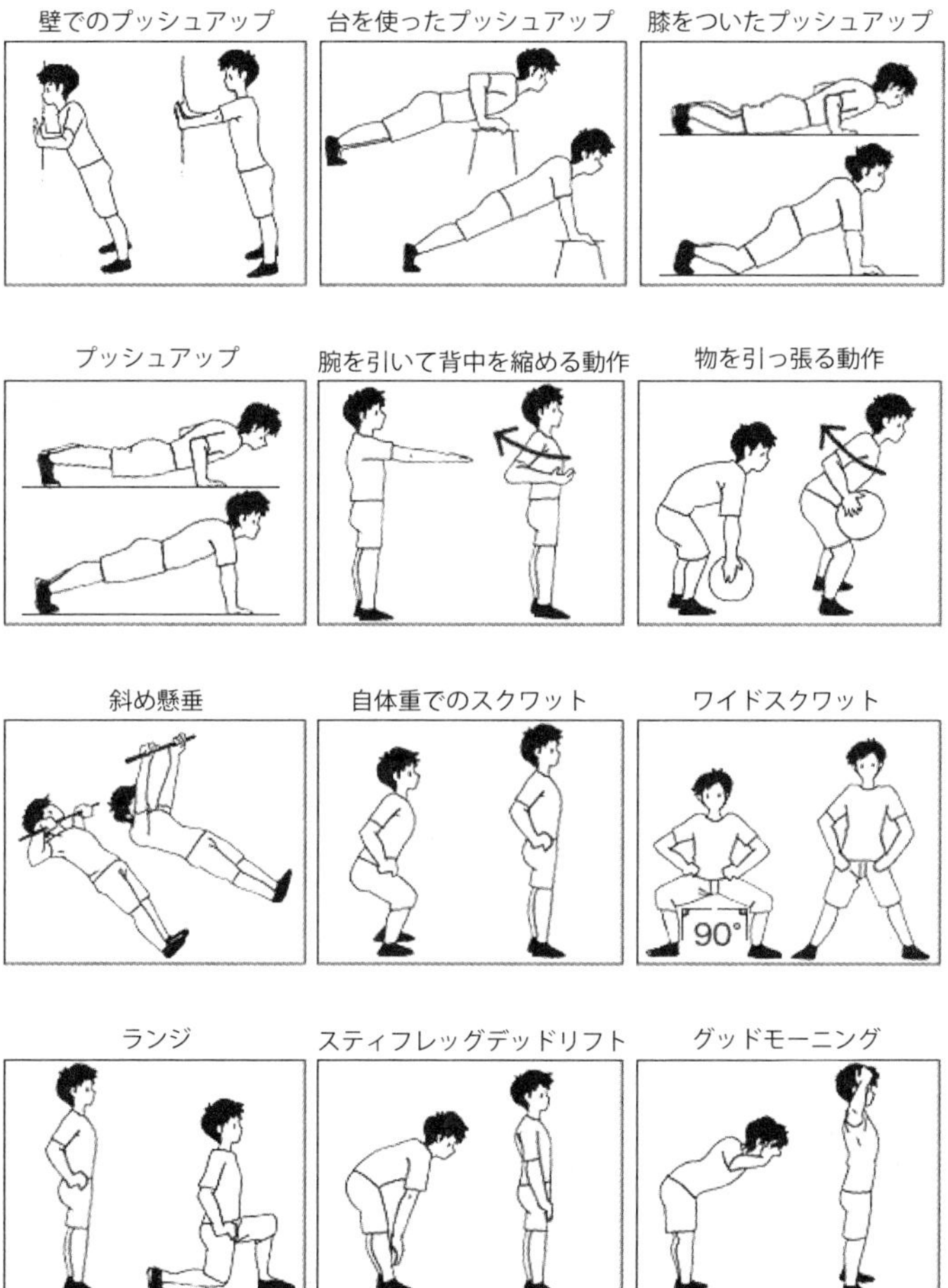
壁でのプッシュアップ
台を使ったプッシュアップ
膝をついたプッシュアップ
プッシュアップ
腕を引いて背中を縮める動作
物を引っ張る動作
斜め懸垂
自体重でのスクワット
ワイドスクワット
90°
ランジ
スティフレッグデッドリフト
グッドモーニング

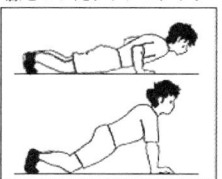

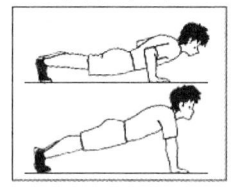

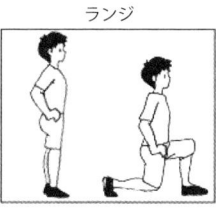

図5－6　自体重トレーニング

セット、中級者は一～二セットを目安に行うとよいでしょう。しかしすべての種目を実施する必要はありません。ただスクワットは初心者も中級者もしっかりと行うとよい種目です。

つぎに体幹部トレーニングをみておきましょう。

●腹筋を使うことを意識したトレーニング（初級）：シットアップ。立て膝で寝転がった状態からおへそをのぞきこむようにして上体を起こす動作〔一〇回を二～三セット〕。

●腹筋の上部、下部（深部）、回旋（サイド）を含んだプログラム（中級）：シットアップ〔上部〕、レッグプル〔下部、深部：仰向けの状態から膝を曲げながらお腹に刺激を与えるようにして膝をグッと引き寄せる〕、ツイスト〔回旋、サイド：シットアップの起き上がった状態から身体を左右にひねる〕のそれぞれ一連の動きを一セットとし、一〇回ずつ二～三セット行う。

●機能的に行う、負荷をかける（上級）：体幹と下肢の連動性を目的としたマットトレーニング〔SLR：片足上げ腹筋運動〕、体幹ローテーション、バランス・チョップ〔体幹を使いながらの各種動作：おもりをもって体幹をひねったり、上から物をたたくような動作で、体幹を柔軟に使う〕を一〇回ずつ二～三セット行う。

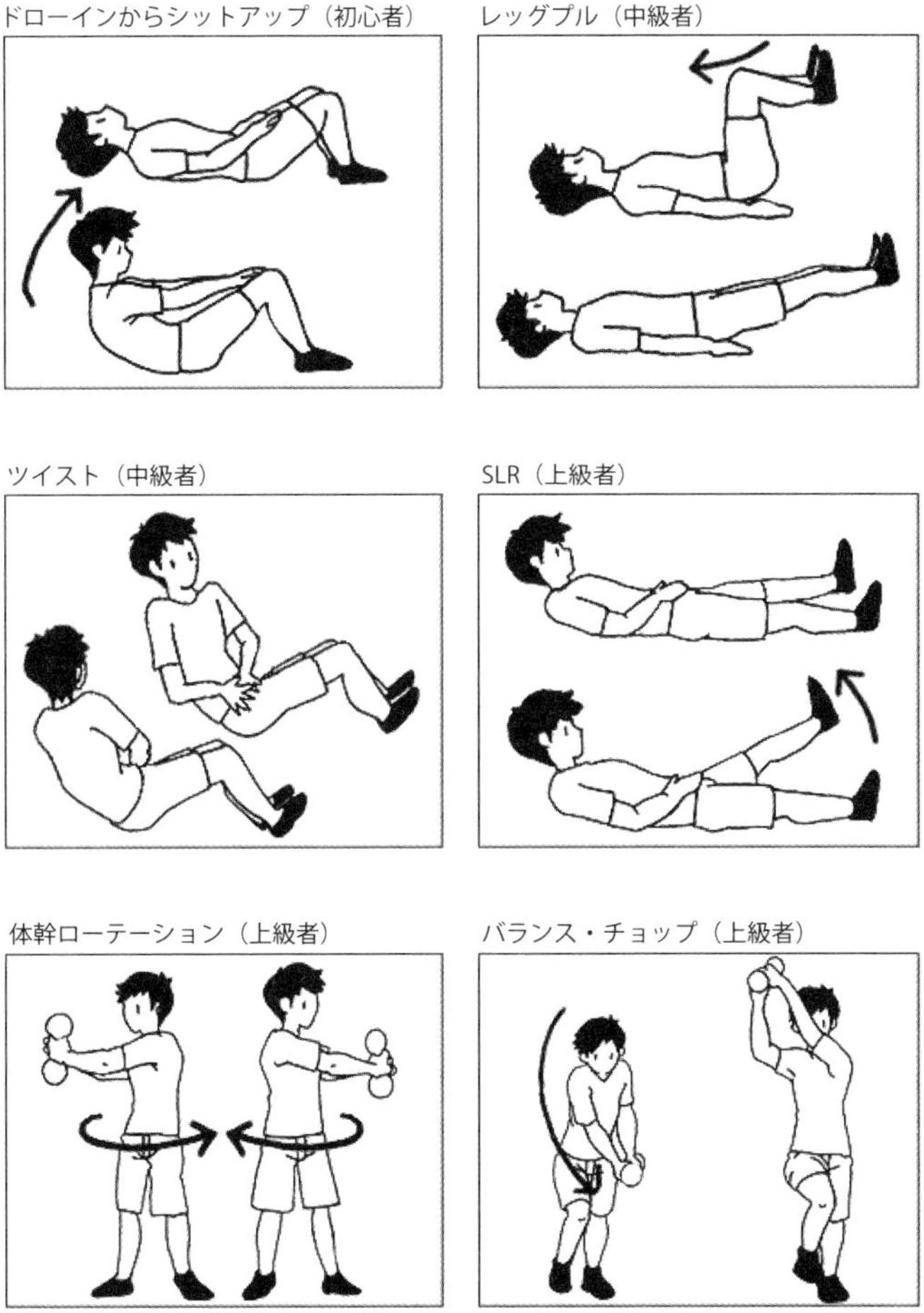

図5－7　体幹部のトレーニング

それぞれにレベルを示しましたが、初心者の方でも中級者の方でも、体幹が強化されてきたと実感できたら上のステップへ移行してみましょう。体調がよくない日は、初心者プログラムだけでも実施を。これらのトレーニングは、すべての筋力トレーニングに通じるトレーニングです。体幹部がしっかり強化されていることで、さまざまな運動がスムーズにリズミカルに実践できます。回数は三回でも構いません。毎日取り組んでみてはいかがでしょうか。まずは取り組みやすそうなものをチョイスしてみてください。

なお初心者、中級者へのアドバイスは以下のとおりです。

初心者：自体重で行うことができ、全身運動にもつながるスクワット動作は、自宅でも簡単にできますのでおすすめです。また、比較的動作が限定されていて効果が得やすいダンベルやマシンを使用したトレーニングもおすすめの一つです。

中級者：身体の自由度が大きく、比較的自身で動作を調節できるようなチューブトレーニングやバランスボールトレーニングなどを少しずつ組み込んでみましょう。より細かな部位の筋肉にまで刺激が与えられるので、筋力トレーニング全体としての効果がより上昇することにつながります。また、上級レベルに移行する前段階としては、各種目それぞれのセット数などを増やしてみましょう。

◆こんなときはどうしたら……筋トレ編◆

Q1　太ももや膝が疲れる、腰がだるい、疲れやすい。これらはどうしたらよいですか？

A　まずはフォームの確認を！　こういったお悩みは、フォームのアンバランスが原因で起こることが大半です。挙上中の左右のアンバランス、体幹部が弱いなどが原因です。トレーニングに精通している人や運動指導士などにフォームを確認してもらう、あるいはもう一度自分でフォームのチェックを。また、トレーニング後のケアも重要です。クーリングダウンは徹底してください。症状のケースによりますが、疲れやすい部位や痛みが出る部位へのアイシングやマッサージなども有効な場合があります。いずれにしても、原因をつきとめるという意味でも、専門家に相談してみるのがおすすめです。

Q2　仕事の関係でトレーニングを一ヶ月ほど休んでしまいました。再開するにはどうしたらいいですか？　また、身体は元に戻りますか？

A　一〜二ヶ月前のトレーニングに戻ることを目安にするとよいでしょう。トレーニングを減らしたり、完全に中止したりしたときに起こる生理的適応とパフォーマンスの低下を「ディトレーニング」とよびます。一ヶ月のディトレーニング後、身体を元の状態に戻すのには、（トレーニングの実施状況にもよりますが）たいてい一〜二ヶ月ほどかかります。トレーニングを再開するためには、ディトレーニングの期間が一ヶ月であれば、その一〜二倍（＝一〜二ヶ月前）のトレーニングに戻ることを目安にします。ただ、その期間のはじめの一〜二週間については慣れることから始めてください。トレーニング休止以前の状態のつもりでいると、思わぬ怪我や疲労が襲ってきます。徐々にゆっくりと開始しましょう。あせらずに！　それが一番大切なことですね。

Q3　運動をあまりしていなかったのですが、筋トレは誰にでもできますか？

A　誰でも取り組めます。最近では、九〇歳を超えた超高齢者でも筋力は向上すると報告されているのです。いくつになっても、たとえ自信がなくても、思い立ったらチャレンジすることの大切さは筋力トレーニングだけでなく、さまざまなことにあてはまりますよね。ただし、やり方や楽しさがよくわからず、挫折してしまう方が多いのも現状。そんなことにならないように、はじめはトレーニングの専門家やインストラクターなどに相談してみるとよいかもしれません（スポーツクラブや健康増進センターなどで相談できます）。あなたに合った筋力トレーニングプログラムを作成してくれるだけでなく、フォームの習得や求める成果のノウハウなど、たくさんのお手伝いをしてくれるはずです。怪我なくスムーズに実践をつづけるうえでも、このことはとても大切です。

三　ニコニコ運動ウォーキングでリフレッシュ

ウォーキングで若返る

ウォーキングは文字通り「歩くこと」を主体とした健康的な運動です。健康運動指導の定義では、「肥満に対する健康運動療法の一つ」とされています。運動指導の現場では、日ごろから歩きつづけていらっしゃる方ほど、年齢に関係なくとても若々しく、元気いっぱいです。六五歳の男性は、「以前は外に出るのも億劫だったのに、ウォーキングを始めてからは出かけるのがとても楽しみ。しかも体力がついたせいか、もう四年も風邪をひいていない！」と、素敵な笑顔でお話してくださいました。

ウォーキングをつづけていくことは、若返りの秘訣であるかもしれませんね。さほど難しくもないので、ほかの運動にくらべて取り組みやすいのも特徴です。ただ、単調動作であるため、継続の工夫がいくつか必要です。ペットと散歩をしたり、散歩仲間をつくったり、一つ前のバス停で降りて歩くと決めるなど、変化をもたせながらウォーキングを継続していくことが大切ではないかと思います。

身体想いのウォーキング　そのうれしい効果

さまざまな効果があるため、多くの年代、そして地域に広まっているウォーキング。ここではウォーキングの生理学的な効果を簡単に解説しておきましょう。

①ウォーキングは心臓への負担が少なく安全な運動（血圧の上がらないニコニコ運動）

第2章でもお伝えしましたが、ウォーキングを一日三〇～六〇分程度、定期的に週二～三回つづけることで血液循環が良好になり、身体の状態はより健康的になるとさまざまな研究で報告されています。心臓は全身に血液を送り出してくれる大事な臓器です。血液循環が悪ければ、日常生活が危ぶまれてしまうことも。この心臓への負担度は、心拍数と血圧が関係しています。運動の強度を上げると、どんなに激しく運動をしても「これ以上は上がりませんよ」という最大の心拍数にまで到達します（成人でおよそ二〇〇くらいですが、個人差あり）。ウォーキング時、心拍数はある程度まで上がりますが、最大にまで達することはありません。そして心拍数と同時に血圧も上昇しますが、ウォーキング時の上昇はあまりみられません。つまり「ニコニコのペース＝適度な運動」を継続していくだけで、心臓が健康になるのですね。

②ウォーキングは高血圧の方に適度で有効な運動

とくに心臓病やほかの大きな病気の合併がなければ、血圧を下げるのにウォーキングが有効であるという研究報告があります。高血圧には原因となる病気がはっきりしているもの（症候性高血圧）と、原因となる病気がはっきりしていないもの（本態性高血圧）の二種類があります。後者になるケースの方が多いといわれる高血圧症は、適度な運動処方が血圧を下げるタウリンを増やすという結果から、ニコニコペースのウォーキングが推奨されています。ただ、はじめのうちはゆっくりとした歩きで二〇分程度にとどめておくとよいでしょう。「気長につづけて」いくことで効果はゆっくりと現れてきます。

③ウォーキングは肥満（糖尿病）の撃退につながる――自分の理想体重を割り出してから

これも第2章でお伝えしましたが、人間は動かないことには余計な脂肪が日々蓄積され、やがては「肥満↓心臓への負担大↓糖尿病や動脈硬化などの病気へ」と発展してしまいます。とても恐ろしいことですね。大事なのは「肥満にならないこと」ですが、ここで無理な激しい運動や急激なダイエットなどをすると逆効果。これは肥満と同じくらいハイリスクの問題行動です（実際、無理をして二二キログラムの減量をされ、膝と腰に故障をきたし、また太り始めてしまった、という方もいます。専門家のいうことにも耳を傾けてくださいね）。太ってしまったらどうするか？　これは無理なく自然にやせることが一番。ウォーキングは激しい運動

表5－1　適正体重の求め方

●適正体重：身長160cm以上の方：（身長[cm]－100）×0.9
　　　　　身長160cm未満の方：身長[cm]－100
●肥満度計算法：（実際の体重－適正体重）/ 適正体重 × 100＝（%）

－10%以上→やせ気味
＋10%以上→太り気味：歩く早さはやや早めで。1日1万歩を目安に、意識的に歩く時間を30分〜60分をもうけると健康的な身体へ。
＋20%以上→太り過ぎ：しばらくの期間は、ゆっくりとした歩きで無理のないように。20〜30分、8000歩程度を目安に。継続をしていくと、徐々に過剰体重や余計な脂肪は落ちていきます。
＋30%以上→かなりの太りすぎ：まず病院でメディカルチェックを受けます。同時に体脂肪率も高いことが多いので、専門家に運動処方と栄養指導の両方を受けましょう。

とは無縁です。定期的に実践することで、早い方は三ヶ月ほどで肥満から脱出可能です。食べ方や食事の内容なども もう一度見直しながらウォーキング実践をしましょう。自分の適正体重、肥満度の求め方を表５－１に示します。

④ウォーキングのエンドルフィン効果で心地よくなり、ストレス解消にも

酸素をたくさん必要とするような運動を定期的につづけていくと、脳の血液中にβ-エンドルフィンというホルモン物質が増えることがわかっています。これは、ストレスがかかったときに分泌されるホルモンで、苦痛をやわらげてくれます。ウォーキングのようなニコニコ運動でもこのホルモンは十分に分泌されます。またさまざまな場所を歩くことで、普段気づかない部分で心を動かされたり、おいしい空気を吸ったりと、運動をして心地よい気分になれることも。ストレス解消にも一役買う運動といえそうですね。

⑤ウォーキングは怪我のリスクが低い

ジョギングの三分の一程度の衝撃しか下半身にかからないウォーキングは、怪我のリスクが低いともいわれています。ニコニコペースの運動であることに加え、日常生活の歩きに少々ペースアップを加えた負荷ですから、きちんとウォーミングアップとクーリングダウンを行えば大きな怪我をすることはまずありません。ただし、久しぶりに歩く、足腰が弱った状態からスタートする方は要注意。ゆっくりと踏みしめるように歩くこと、これがまず第一歩です。そして気長に、景色を楽しみながら歩くことに気持ちを傾けましょう。

⑥ウォーキングは身体バランス調整力が養われる

定期的にウォーキングを継続していけば、必然的に足腰が強くなります。自分の体重だけで行える筋力トレーニングなどの補強運動（113ページ参照）をされている方はなおさら。外を歩くことが多いため、さまざまな障害物があらわれることもあるでしょうし、階段などが途中にあればしっかりと昇り降りしなければなりません。これらへの調整能力は継続していくことで、自然とついてきます。老化現象はまず足腰・心臓から始まるとも。これらが弱くなると外出が面倒になって行動範囲も限られますから、心身ともに老け込んでしまうことは想像に難くありません。ウォーキングを定期的に継続することで、身体全体をしなやかにたくましく維持・向上したいものですね。

ウォーキングの実践、その前に

では実際にウォーキングを始めましょう……といきたいところですが、始める前に以下の項目を確認してください。実践するからには、できるだけ早く、確実に効果があらわれてほしいですからね。

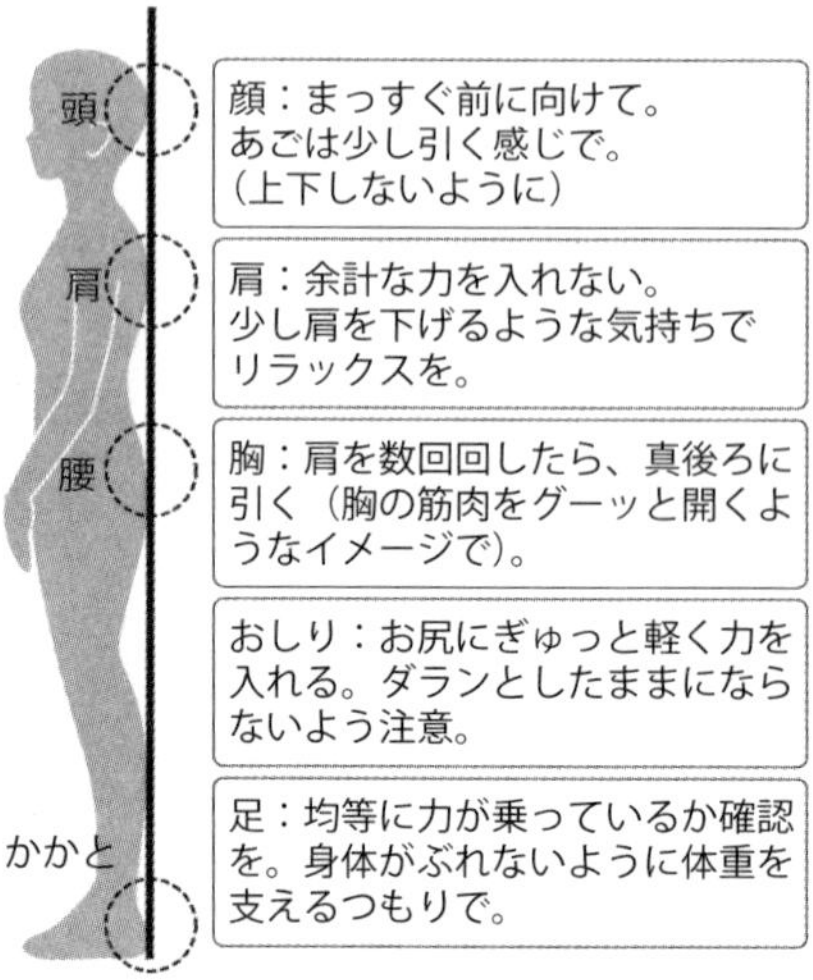
頭
肩
腰
かかと
顔：まっすぐ前に向けて。あごは少し引く感じで。（上下しないように）
肩：余計な力を入れない。少し肩を下げるような気持ちでリラックスを。
胸：肩を数回回したら、真後ろに引く（胸の筋肉をグーッと開くようなイメージで）。
おしり：お尻にぎゅっと軽く力を入れる。ダランとしたままにならないよう注意。
足：均等に力が乗っているか確認を。身体がぶれないように体重を支えるつもりで。

図5－8　壁に背中をつけて立ってみる

姿勢

第4章でもご紹介しましたが、普段の立ち姿勢や何気なくとっている姿勢、さらに骨盤の歪みなどは運動の効果に直結してくる大切な要素です。ウォーキングを始める前にもう一度点検してみましょう。歪みがあれば解消するストレッチング運動を実践するように。歪みがひどいだけで、脂肪が燃えにくくなりますし、足腰の故障へとつながることもあります。

図5－8には、これまで過ごしてきた姿勢の癖をなおすためのポイント（まっすぐに立つ練習）をあげておきました。

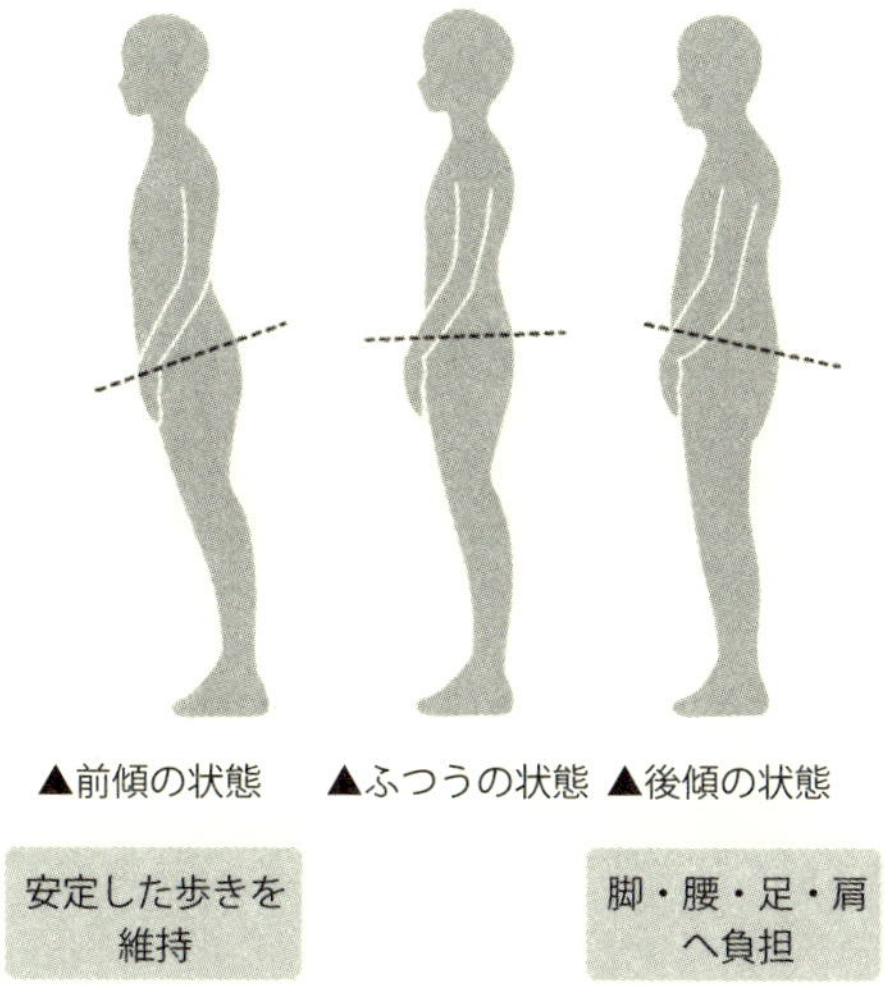

図5－9　骨盤の前傾

骨盤を前傾させる
お腹の下部（おへその下四、五センチメートルあたり）を意識して、グッと力を入れます。おしりを少し上に向けるような意識で骨盤を前傾させましょう（図5－9）。これができない場合は、一度腰骨に手をあてて骨盤の回旋運動を行いましょう（72ページ参照）。
お腹に無頓着なまま骨盤が下がってしまうと、胸がすぼまり、背中や腰に負担がかかり、運動で腰痛に……という皮肉な結果になってしまいます。歩きがつらいという状態にならないためにも、骨盤を普段から柔らかくするようなストレッチング運動（72ページ参照）、あとでみるツイストウォーキングなどの積極的な実践を心がけて下さい。

靴選び、靴底の減り方、普段の歩き方

これも第4章に示しました。シューズの機能性のよし悪しが運動効果に直結します。靴底に十分な厚みと弾力性があり、幅もちょうどよいものを選びましょう。また、靴底の減り方や普段の歩き方は、姿勢とも大きく関連してきます。効率よい運動効果を引き出すうえでもぜひチェックしてください。

ウォーミングアップとクーリングダウン

本章で先に示したストレッチング運動のウォーミングアップ（体温を上げ、筋肉を目覚めさせ、中枢神経にも刺激を与える）、クーリングダウン（疲労を素早く取り除き、筋肉痛を防ぐ、心臓を落ち着かせる）を行ってください。また、ウォーキングは膝・腰にも負担がかかるので、プラスαとして、以下のウォーミングアップとクーリングダウンをおすすめします。

ウォーミングアッププラスα

①膝を回す。軽く膝を曲げ、手を添える。軽く足を開いて。左右に四回ずつ。
②足首を回す。力を抜き、足の甲を伸ばすようにして。左右に四回ずつ。
③その場で足踏み！　膝と太ももを高く上げながら腕を振る。一〇秒程度。
④「上体の前屈運動 ↓ 後ろに大きく反らす」を二〜三回くり返す。

クーリングダウンプラスα

①ウォーミングアップでの①と同じ動作を。回数は少し多めに。
②膝の屈伸運動。両足をそろえ、手を膝に置き、イチ・ニで膝を曲げたらサン・シで伸ばす。四〜八回実践を。
③（座れる場所を確保して）足首をしっかり回した後、足の裏を全体的に揉みほぐす。
④ラジオ体操の深呼吸と同様、息を大きく吸って吐き出す動作を四回ほど実践。

その日の体調を確認してから

本書で再三指摘しているとおり、ウォーキングでも「体話」を心がけてください。無理は禁物です。ここでは四つのポイントを示しておきます。

食後すぐのウォーキングは禁物！　食後、急に動き出すと胃腸に痛みを感じることがあります。消化作用には最低でも三〇分ほどかかりますので、食べたあとは休憩をしましょう。

調子が悪いと感じたときは行わない！　体調がすぐれないな、と感じているときはなにかのサインです。無理をして歩いても身体にとってはかえって負担になりますから、行わないでください。

持病のある人は専門家と相談を！　持病がある、腰痛や膝痛を抱えている、通院している、という方は、専門家に相談をしてから取り組むようにしてください。さまざまなアドバイスを受けてからの取り組みのほうが、後々を考えると有効です。

空腹時は疲労感が倍増するので危険！　ウォーキングはニコニコペースでやや早歩きの運動なので、負担はあまりありません。ですが、空腹時は疲労感を大きく感じるため、体力増強や脂肪燃焼には逆効果になります。無理な継続による反動は、いくつかの病気を引き起こすことにもつながっています。

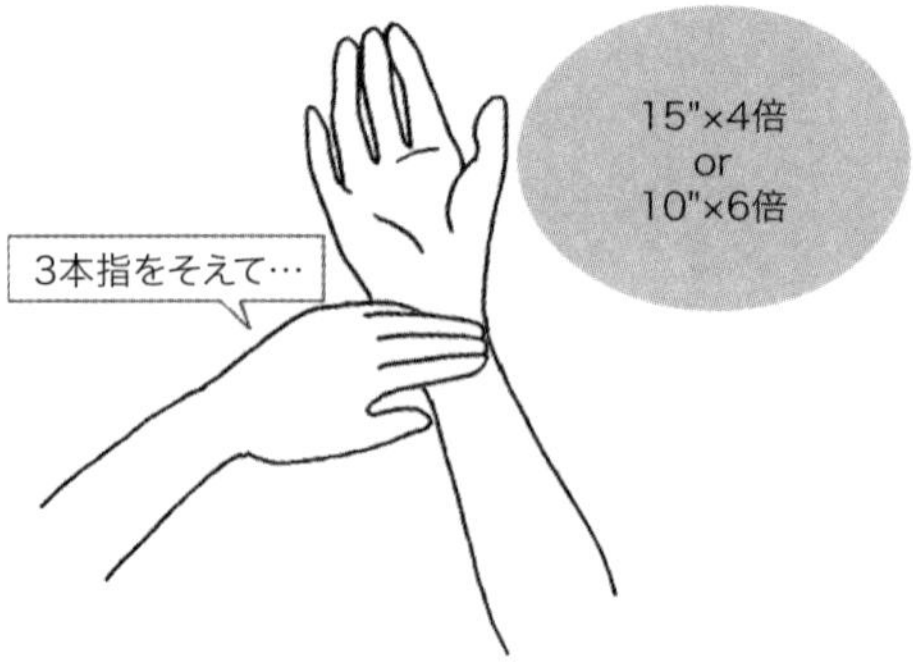

図5－10　心拍数の計り方

心拍数を計る――運動強度の目安に

ウォーキングをすると心拍数が上昇するといいますが、どの程度の上昇が自分にとってベストなのか、そこを把握しましょう。ウォーキング中は腕時計をしているといいですね。心拍数が計りやすくなります。

まず、安静時の心拍数を歩く前に計測しましょう。あるいは、朝起きたときの心拍数は一番正確ともいわれているので、その際でも結構です。静かな状態で、人差し指・中指・薬指の三本を反対側の手の親指つけ根部分（くぼみ）に軽くあてて（図5-10）。脈を感じることができたら、一分間、脈拍数をカウントします（一五秒間計って四倍してもOK）。

また、自分に最適な運動強度での心拍数を知ることも重要です。心臓が最大限に動いたときの心拍数は最大心拍数（220－年齢）とよばれ、ウォーキング時はその五〇～六〇％（脂肪が燃焼するような強度としてこの数値がよく用いられる）を目標に。この値を運動強度とよび、その数値をもとにした目標心拍数の算出方法は以下のとおりです。

{(220－年齢）－安静時心拍数} ×運動強度（％）＋安静時心拍数

では実際に、六〇歳の方で、安静時心拍数が七〇、運動強度を五〇％に設定した場合の計算をしてみましょう。

{(220 − 60) − 70} × 50% (0.5) + 70 = 115拍

これの強度を六〇%に上げると、

{(220 − 60) − 70} × 60% (0.6) + 70 = 124拍

となります。この範囲で心拍数を保つようにし、ウォーキングの途中に立ち止まり、一〇秒間だけ脈をキャッチしたらそれを六倍して心拍数を確かめましょう（立ち止まると心拍数が急速にペースダウンするので、一〇秒間だけを計測）。五〇%で計算した目標心拍数まで達していて、かつ心地よい運動だと感じているようであればそのまま継続します。五〇%程度でも少々きつい！ と感じる方は無理をせず、もう少し低い目標値に設定するようにしましょう。

自然呼吸もしくは腹式呼吸

呼吸法をあえて意識しながら歩く（腹式呼吸の利用）ことでウォーキングの効果は倍増するともいわれていますが、必ずしも実践しなければいけないということではありません。自然な呼吸でももちろんＯＫ。おしゃべりをしながら友人と歩くことでも十分に効果はあります（第1章のコラム参照）。腹式呼吸をすることによって、腹部の筋肉が強く鍛えられるため、シェイプアップ効果にもつながります。

腹式呼吸は、息を吸ったときにお腹をあえてふくらませ、吐くときに反対にへこませるという腹部の筋肉に大きな刺激を与える呼吸法です。鼻から吸って口から吐く、というのが一般的ですが、これをウォーキングのリズムにあてはめると、

右、左と二歩進むとき ↓ 息を吐く、吐く、と二拍吐き出す

ふたたび右、左と二歩進むとき ↓ 息を吸う、吸う、と二拍吸う

といったリズムになります。トライしたい方は行ってみてください。

気候にあった服装など

夏場ではおそらくTシャツに短パン、という服装をされる方が多いことでしょう。その季節や気候にあった服装で行うようにしましょう。そして、汗の吸収のいいもの（綿素材など）や発散性にすぐれたものなどは、長い距離を歩く方にはおすすめです。炎天下を歩くときは必ず帽子を着用します。また、靴下は靴の選び方同様に大切です。足は一日で二リットル近い汗を放出するといわれているので、これも汗の吸収率が高いもののほうがよいでしょう。

ウォーキングにトライ

では実践です。ただし「歩くぞ」と意気込んではみたものの、どんなところを歩いたらいいのか迷うかもしれません。そこでまずは「コース選び」をしておきましょう。心地よく、楽しく歩くために、コース選びのポイントを示しておきます。

●安全な場所 ↓ ぬかるみや滑りやすい場所は避けましょう。
●大きな公園や運動競技場が解放されていれば利用 ↓ コンクリートで歩くよりも、芝生や洗練された競技場などで歩くほうが足首や膝への負担が少なくなります。
●見通しがよく、緑や木陰などが途中にある ↓ 空気がよくて気持ちいいですよ。
●車があまり通らない ↓ 排気ガスはあまり身体にはよくないですから。

ただ、お気に入りの道やお店の付近など、「ここを歩きたい」といった部分を最優先させてもいいですね。長つづきする要因になります。

つぎに、ウォーキングの基本的な動きをみておきましょう。

ポイントとなるのは、「肩甲骨（図5－11）を引くこと」です。腕や肩を使って意識的に引くのではなく、背中の筋肉を使いながら自然に背骨（身体の中心）に向かって引き寄せるようにすることを「肩甲骨を引く」と表現します。

肩甲骨をしっかり引いていくと、足が自然と前にスッ、と出るようになります。ただしこれは、骨盤の動きとうまく連動していないことには、ウォーキング全体がガチガチの状態になってしまいます。そこで、肩甲骨を引く動作と骨盤が一緒になって動く感覚をつかむような「ツイストウォーキング」を少し行ってからウォーキングに入ってみましょう。

ここで、ツイストウォーキングとは、肩と腰をひねりながら歩くとき両者の方向が反対向き

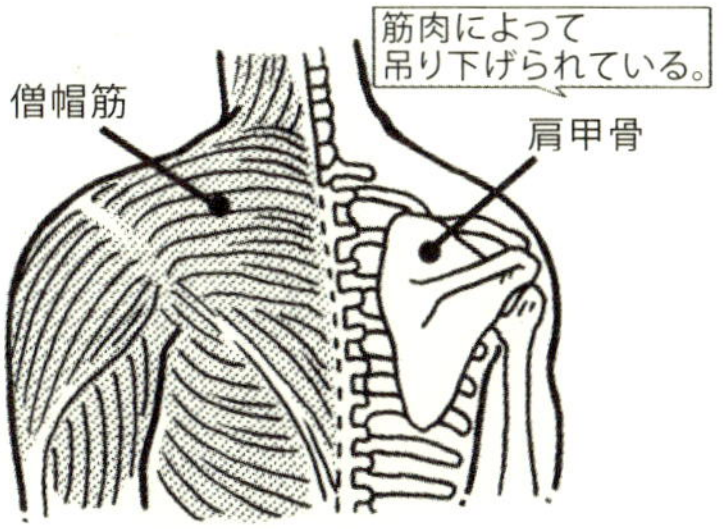
筋肉によって
吊り下げられている。
僧帽筋
肩甲骨
図５－11　肩甲骨

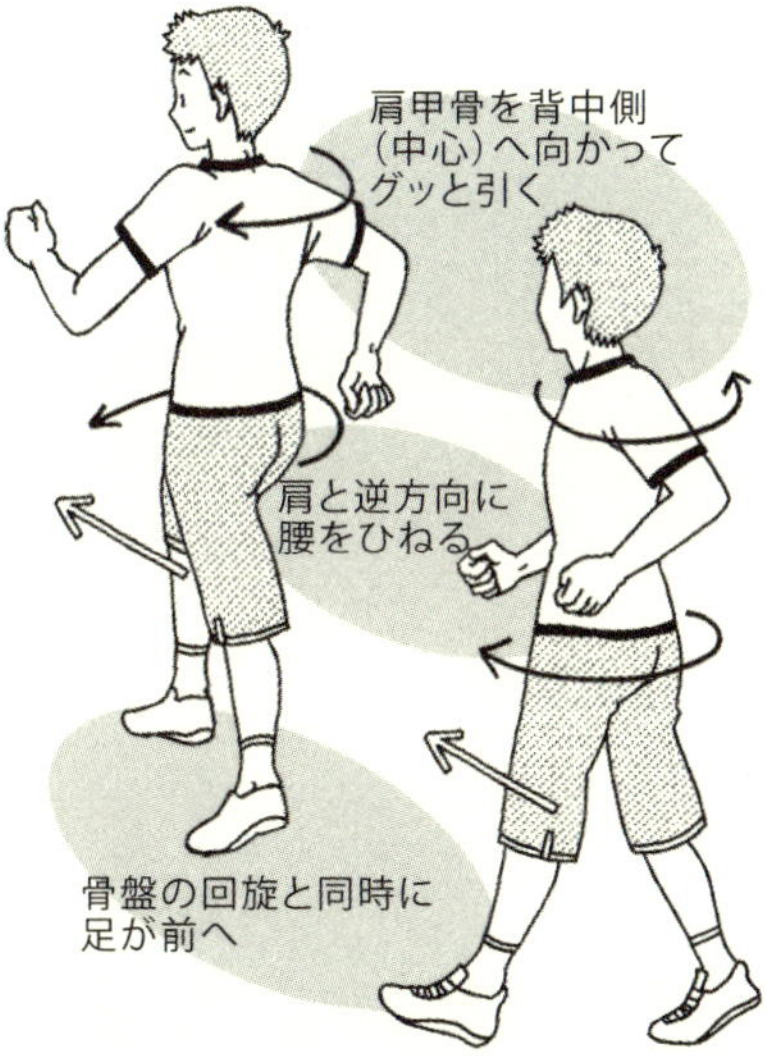
肩甲骨を背中側
（中心）へ向かって
グッと引く
肩と逆方向に
腰をひねる
骨盤の回旋と同時に
足が前へ
図５－12　ツイストウォーキング

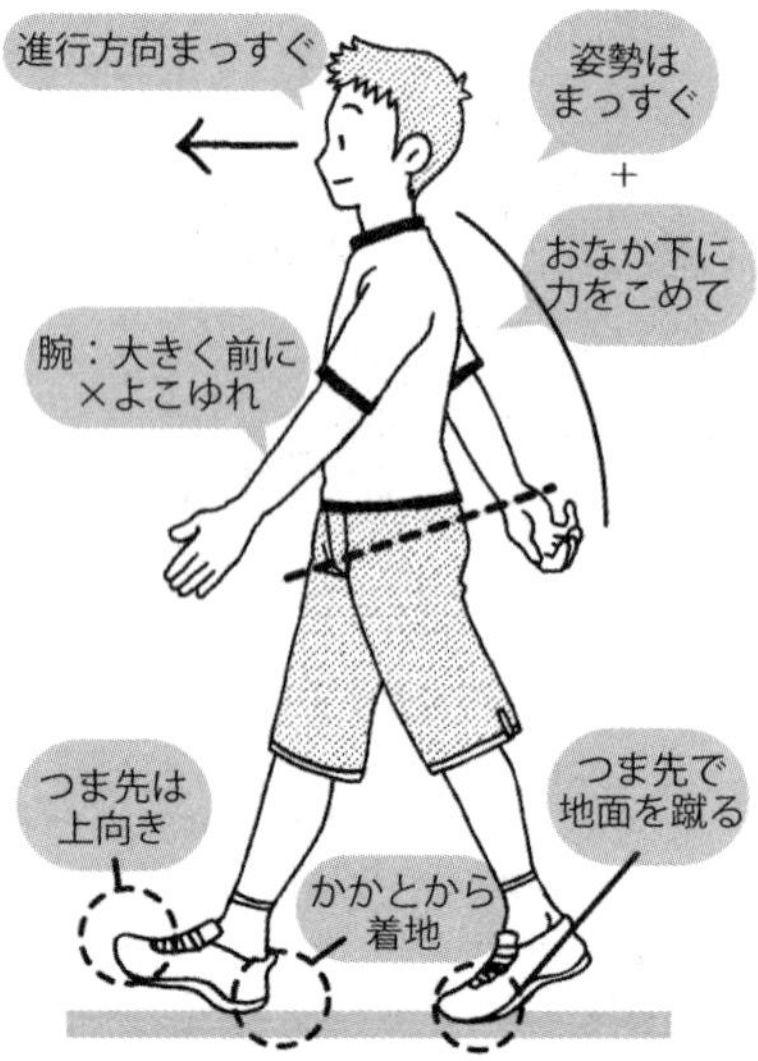

図5－13　ウォーキング時の基本的なポイント

になる（左側の肩甲骨を後ろにグッと引いているときは、左側の腰は前に出る、というような状態）歩き方のことです。ツイストウォーキングではこの動作をくり返します（図5－12）。これがスムーズにできるようになると、肩甲骨を引く際、骨盤がスムーズに回旋し、足が「自然と」前に出て行くようなきれいな歩きにつながることになります。

　さて、ツイストウォーキングで骨盤が動く感じをつかめるようになったら、腰から下がすべて脚になったような感覚にもなってきます。すると歩くことが楽になってくる、と実感できる瞬間がやってくるのです。このように、体幹部を意識しながら自然と歩くことができれば、少々テンポを上げてのウォーキングでも、十分に身体は対応できるようになります。そして、図5－13のポイントに少し気を配りましょう。

　念のため、ウォーキング時に疲労が蓄積するような（初心者にありがちな）マイナスの姿勢のポイントを紹介しておきますので、注意しながら行ってみてください。

●下を向く＝猫背になる → 疲れるとどうしても視線が下がります。下げないと歩けないということは疲れがたまってきた証拠。無理せず終了してクーリングダウンをしましょう。

●アゴを前に突き出す＝背中がそりすぎてしまう＝お腹に力がゼロ → この姿勢では、腰痛を引き起してしまいます。お腹の下に力をこめて背中はまっすぐに。

●腰を落とさない＝骨盤を後傾させない＝ずり足を避ける → 本当は三〇分歩けるはずがこの歩きだとその三分の一以下で疲労がやってくることに。骨盤前傾を忘れないようにしましょう。

ところで、実際に歩いてみてあなたの歩幅とスタンスはどうなっていますか。また重心移動はうまくできていますか？

片方の足のかかとが地面についたところから、もう一方の足のかかとが地面についたところまでの距離を「歩幅」とよびます。日常生活での歩幅は、身長から一〇〇センチメートルを引き算したもの。たとえば身長が一六五センチメートルの方は、歩幅がおよそ六五センチメートルです（図5－14）。ただしこれは平均値なので絶対ではありません。

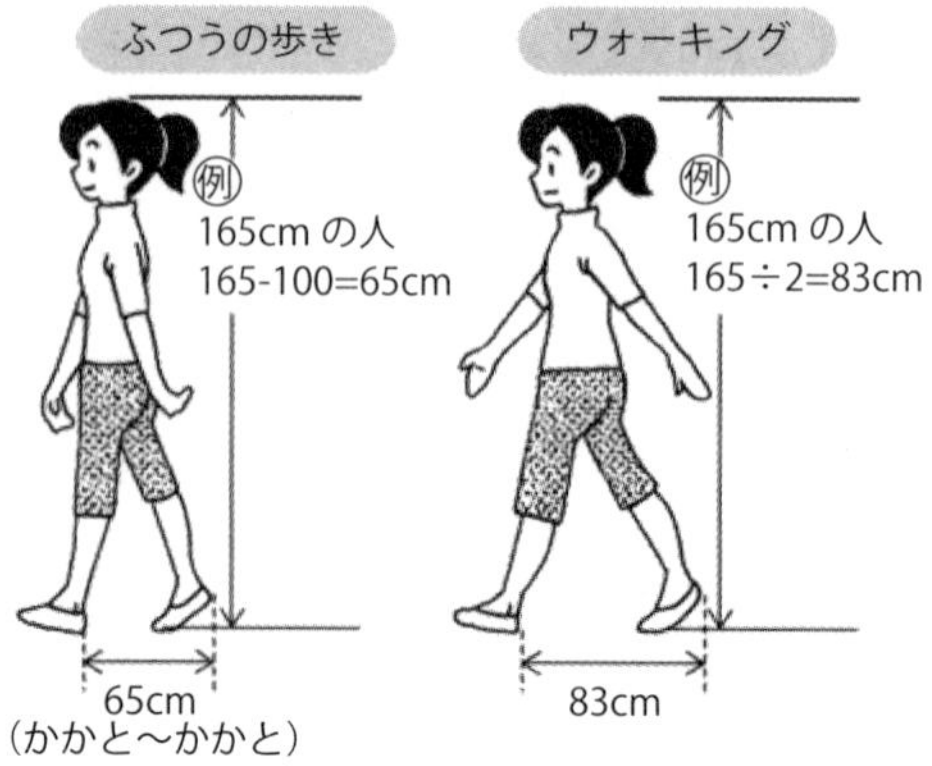

図5－14　歩幅

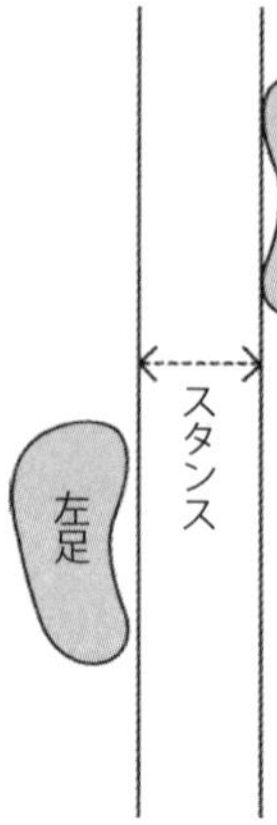

図5－15　スタンス

ウォーキング時の歩幅は、この日常生活の歩幅よりはやや広くなります。目安としては、自分の身長を二で割ったときの値、つまり身長の半分の値がウォーキング時の歩幅です。身長一六五センチメートルの方では、ウォーキングの際に目安とする歩幅はおおよそ八三センチメートル。しかし、この値で歩かなくてもOKです。まずはご自身で「心地よく歩けるなあ」、と感じることができる歩幅で歩きましょう。ここにこだわると、疲労の蓄積スピードが上がることになります。継続すれば歩幅は自然と大きくなるので、あまり気にし過ぎないようにしましょう。

また、片方の足の内側からもう一方の足の内側までの距離のことを「スタンス」とよびます（図5－15）。ウォーキングの際は、この幅があまり広くない方が歩きやすいでしょう。ただ、狭すぎると身体が左右

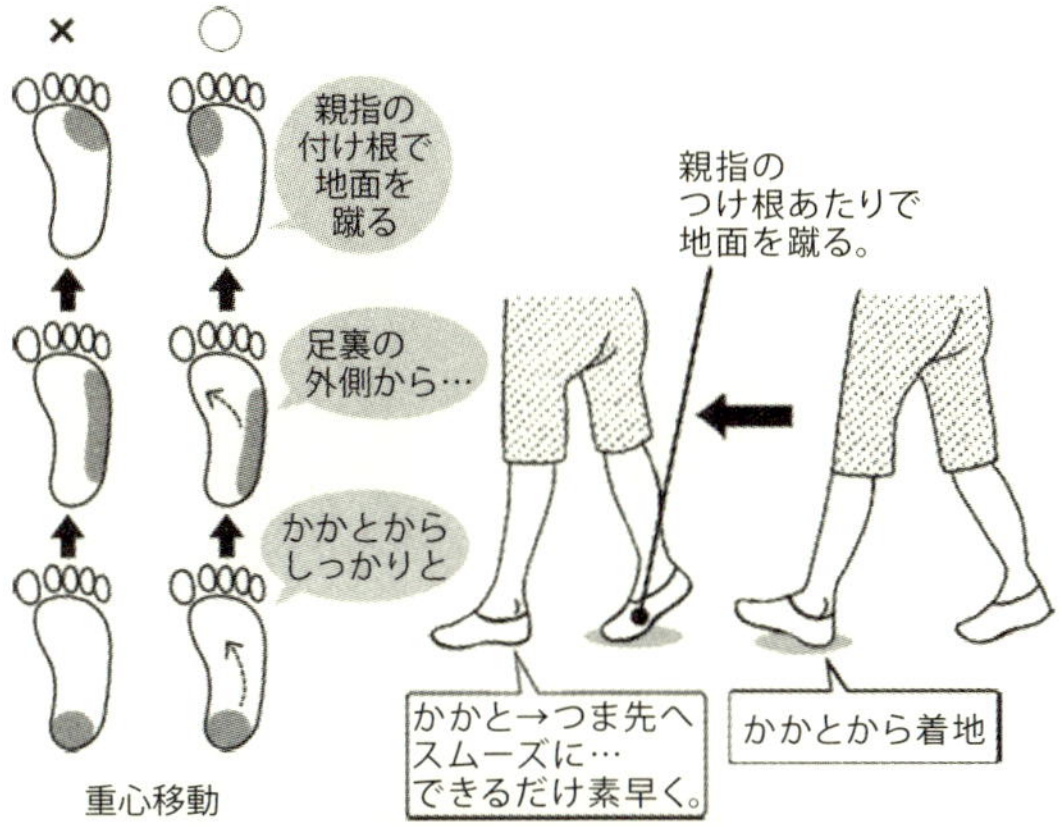

図5－16　足の着地・重心移動について

にぶれてしまうので注意します。基本的には、足をまっすぐに出せば理想的なスタンスが一定に保たれた状態で歩くことができます。

重心移動については、細かい規定はありませんが気をつけてください。つま先でヒョコヒョコ歩く、ベタ足でバタバタ歩くよりは、重心がスムーズに移動するような歩きを覚えたほうが効率よく歩けます。負担の少ない歩きを身体で覚えることで長い距離を楽しく歩くことが可能になります。

基本的な重心移動は、「かかとから着地→足の裏外側→足の裏の内側→親指のつけね→つま先で地面を押すように蹴り出す」という順番です。図5－16を参考に、足裏の外側から内側へ、という意識をもちながら歩くように心がけてください。最初は慣れないかもしれませんが、これを身につけることで負担度が大きく変わりますよ。

長つづきの秘訣

せっかくはじめたウォーキング。でも三日坊主で終わるのはもったいないですね。最後に長くつづけるためのポイントをまとめておきましょう。

①朝・昼・晩、好きなときに歩く

早朝に歩くと気分も爽やかで、その日のスタートが順調に、とよく耳にしますね。また健康的に歩くには夕食前後がよいとか、朝食摂取後三〇〜四〇分たってからがよい、などさまざまな方法が紹介されている昨今です。しかし、早朝なにも食べずにウォーキングを開始するのはかえって危険（128ページ参照）ですし、早起きが苦手な方もいるでしょう。また、夜は暗い道を歩くので危険とも隣り合わせです。定期的に時間を決めて行える方は別として、忙しくてなかなか時間がとれない方は、とれる時間をうまく利用してウォーキングにあててみましょう。

外回りの仕事をしている方はその移動時間の一部をウォーキングにあてたり、子どもの世話で忙しい方は一緒に遊びながら早歩きしたり、夜にまとまって時間が取れる方は夕食前にわずか一〇分歩いたりするだけでも有効です。どの方にも共通する最適なウォーキング時間はありません。生活のなかでリズムをみながら「歩きやすい」時間を見つけてみましょう。

②仲間と歩く

これは、長つづきの秘訣のなかでも、もっとも有効な手段だとわたしは思います。気の合う人と一緒に歩くことで、がんばってつづけよう！　という気持ちもわいてきますし、いろんな目標をお互いに設定することも可能ですね。励ましあいながら、長つづきできることはとても素敵ですよね。

ここでエピソードを一つ。三九歳の男性と、ご近所の二つ年上の野球仲間の四一歳男性の体験談。一年半前からウォーキングを継続。野球だけでももちろんストレス解消はできるが、ウエスト周りが気になる年齢に達し、奥様同士のすすめもあり、毎晩四〇分程度のウォーキングを実践することになったとか。二人とも、約五ヶ月程度で体脂肪率が数パーセント低下し、余計なウエスト周りも五～七センチメートル減少したそうです。こういったウォーキングによる効果は、継続の励みにもなりますし、なにより友達が結果を出していることは互いに嬉しい気分にもなれますね。

③歩数計計測・体脂肪計測など、計測記録を利用する

この四〇分間でどのくらい歩いたのか、どのくらいのカロリーを消費できたのか、この三ヶ月で体脂肪はどのくらい減少したのか……など、ウォーキングを継続していくと気になる部

分がいくつか出てくることでしょう。これを継続の材料として利用しましょう。歩数計はメーカーによってそれぞれ特徴があります。さまざまなコンテンツを展開している所もあり、最近ではインターネット上で（ゲーム感覚で）自分の運動結果を教えてくれるようなサイトもあるようです。

ただ、どれを購入するかは店頭でよく相談してください。またいろいろと調べてから購入することもおすすめします。用途や好みにあったものをうまく探し出せると、長つづきするうえではとてもいい手段ですね。

④毎回目的をもって歩く

自然を楽しむ、半年以内に体重を五キログラム減少させる、朝の景色や夜の景色を再発見する、ピクニック気分でお弁当をもって楽しみながら歩く、イベントに参加できる体力をつけるために歩く、史跡めぐりをする、自分の住む町を改めて違う角度から観察する、メタボリックシンドローム予防のためひとまず三ヶ月間はがんばってみる……など、人それぞれ、さまざまな目的や目標があると思います。

健康のために、そして楽しみながら長つづきするためにも、なにか一つでもご自身のためになるようなもの、趣味や興味に反映させせられるような目的などがあるといいですね。いろいろと考えてみると（これも歩きながら考えてみるといいですよ）、長つづきする秘策がさらに生まれてくるかもしれません。

◆こんなときはどうしたら……ウォーキング編◆

Q1　ウォーキングを始めるのに適した年齢はあるのでしょうか？

A　始める年齢は関係ありません。どなたでもトライできます。

ウォーキングはジョギングよりも心臓や足腰への負担が少ないとても健康的な運動です。ウォーキング中に心臓発作で倒れた例は皆無に等しいのです。景色を楽しみながら友達と話しながらできるのもこの運動の特徴。高齢の方こそ、すぐに始められる最適な運動といえます。シューズを買って、まずは一歩外へ踏み出してみましょう！

Q2　新しいシューズのせいか、靴ずれとマメができてしまいました。予防法や対処法を教えてください。

A　新しいシューズは履きなれている靴と交互に履き、少しずつならすように。マメに気づいた時点で歩くのをストップすると、それ以上ひどくなりません。

靴ずれ予防には「徐々にその靴にならしていくこと」が一番。あらかじめつま先やかかとなどにガードテープを張っておくのもよいでしょう。マメの予防では、湿気を防ぐため（これが原因のひとつ）、汗をよく吸収する素材の靴下を履くことをおすすめします。また、熱や湿気を発散してくれる素材の靴を選ぶのもいいですね。

足にできたマメの処置法としては、マメを消毒した針でつぶしたあと、水をしっかり抜きます。その後、消毒液などで雑菌が入らないようにし、丁寧に乾燥（ドライヤーなど利用する）しておくと、二、三日で完治するでしょう。その二、三日はウォーキングを控えます。痛みが強いときはパッドをあてたり絆創膏を貼ったりします。

四　身体を強くするジョギングのススメ

正しい動きで心地よくジョギングを

「ジョギング＝つらい、苦しい、面倒だ」と感じてしまう方も多いかもしれません。実際のところウォーキングの約三倍に値する負担度、さらには怪我をしやすいイメージもあります。ですが、「きちんと立つ・歩く・まっすぐ着地」の三本柱を中心に取り組むことで、気持ちよく、楽に長く走ることができるのです。また継続することで、疲れにくい身体も獲得できます。さらに、脂肪燃焼率が高まることに加え、ストレス解消や脳の活性化にもつながるという報告があります。

子どものとき、みなさん走り回っていましたよね。教わったわけでもないのに、みんな楽しそうに、そして「きれいに」走る子どもたち。骨格筋に余計な負担や癖がかかっていないからこそ、そんな走りができるのでしょう。ここでは、日常生活や仕事の疲れなどでついた癖を直しながら、快適に走るポイントをお伝えしましょう。

大きな刺激が生む効果

これまでみてきた運動と同じように、ジョギングの実践により身体へのさまざまな効果が期待できます。

長い時間の有酸素的な運動（酸素を身体へ取り込み、血流を促すような運動）を行うことで、体脂肪の燃焼が促されます。ジョギングでは筋肉に適度な刺激が加わりながら汗をかくため、代謝機能が活性化されるのです（肥満・糖尿病を予防することが可能）。またウォーキングよりも強度が高いため、効率よく基礎代謝が上昇し、わずか数ヶ月間の継続で日常生活のなかでも脂肪が燃えやすい身体へと変化することでしょう。

また、長い時間走ることからも、脚部を中心とした筋力がアップします。すなわち、足腰の筋肉や骨格を強くするのです。よって、普段歩いたり階段を昇ったりという動作時、疲労を感じることが少なくなるでしょう。また、長い時間運動することに身体が適応するため、仕事で少々の負荷がかかっても疲れが残りにくくなります。さらに、走りつづけることで骨の代謝も増加し、カルシウム生産が活発になるので骨も丈夫になります。

適度のエアロビック的な運動は、心臓や肺の働きを活発にし、血圧を安定させます。日々の走りの中で血管は適度な刺激を受けることになりますから、自然と血流は良好に。肺や心臓が刺激され、働きが活発になり、さらに血管を太く柔らかくし、血流の改善で血圧を下げるのです。これは心臓病や動脈硬化の予防効果があることを表しています。ただし、高血圧の方は、ウォーキングのほうがおすすめです（その理由は120ページ参照）。

第2章でも紹介しましたが、走ることで記憶力が高まった、という研究報告もあるくらい、適度な走りは脳を活性化させてくれる存在のようです。

人間の脳には、強いストレスや痛みを感じると一種の麻薬成分とよばれるエンケファリンやエンドルフィン（β－エンドルフィン）の分泌を高め、ストレスをやわらげる働きがそなわっています。「ランナーズ・ハイ」といわれる状態は、まさにこの分泌成分の影響であることがいくつかの研究報告で示されています。走りつづけることによる「気分爽快の状態」はここからきているのでしょう。

ウォーキングよりもバランス感覚が必要となるジョギングは、骨盤周りの筋肉やお腹、さらには脚部にも大きな刺激を与える運動です。したがって、自然とバランス感覚が養われます。正しい姿勢で走ることを継続すれば、脳と身体にとっての神経伝達トレーニング的要素ともなるでしょう。これは脳の活性化にもつながりそうですね。

このように、さまざまな効果が期待できるジョギング。ほかにも

「場所を変えることにより、景色などが変わり、継続の意欲がわきやすい」(どこでも実践できるので、継続歴の長い方はたくさんいます。単調なウェイトトレーニングよりもこちらの方が楽しいという方も)

「ほかの運動やスポーツへの応用が効きやすい」(走ることは運動の基本、という意味では総合的運動能力が発達すると考えてよいでしょう。とくに足腰をよく使うようなスポーツをされている方は、継続を)

「イメージングや考え事に没頭しやすい運動」(適度な血流促進と大きすぎない運動負荷を考えると、なにか取り組まねばならない事柄があるときは、走りながら考えてみるのも一案)

といった効果が期待できます。ただしこれらは具体的な目標を細かく立てているときなどを除

き、「走らなくては！」と張り詰めない状態で取り組めば、というお話です。走ることに慣れたところで、「自分にとっての」走りの楽しさややりがいを見つけ、イメージしていくことが重要かもしれません。

走り始める前に

確認すべきポイントには、ウォーキングと重なる部分（靴選び、立ち姿勢、体話、服装）があります。ここでは、ウォーキングとは異なる項目をみておきましょう。

①固く縮こまった筋肉や関節を伸ばして「目覚めさせる」（ウォーミングアップ）
運動の習慣がない状態からいきなり走り始めると、足の脛やふくらはぎが張ります。また足全体がつることも。ガチガチに固まった弾力性のない筋肉・関節をほぐして、柔軟な身体へと変化させましょう。ストレッチング運動でご紹介したウォーミングアップストレッチング（92ページ参照）とアクティブな準備運動を、走る前に行ってください（図5－17）。日常生活でついてしまった動きや姿勢の癖をほぐす意味でも、ここは十分に時間をとりましょう。

●膝回し：中腰姿勢になり、膝に手をあててゆっくりと回す。八～一六カウントくらい。

屈伸&伸脚：膝の曲げ伸ばしと左右の伸脚をどちらも八〜一六カウントくらい。リズミカルに行いながら、関節や筋肉を十分にほぐして。

●下腿部（ふくらはぎ）のストレッチング運動：足を肩幅に開いて両手を床につき、「くの字」の姿勢に。その後、左足の甲を右足のふくらはぎにかけたら一〇秒程度キープ。深いストレッチング運動なので、一〇秒間が長いと感じる方は五秒程度から開始を（図左上）。

●かかとの上げ下げ：足親指のつけね辺りに力をこめたらかかとの上下運動を。ゆっくりと一〇回程度実施を。久しぶりに走る方はその倍の回数を実践して。

●前屈・後屈を含めた上体の回旋運動：勢いをつけながら、身体を左へ回す。腕は遠くへ伸ばすように。回旋後、前屈→後屈を。そして今度は右から身体を回旋させ、ふたたび前屈→後屈を。二、三回くり返して。腰・骨盤まわりをしっかりとほぐすように（図右上）。

●足首の外側・内側伸ばし：両足の裏を内側に向けて四〜八秒間キープを。外側はこりやすい部分なので、心配な方は倍の時間をかけて。つぎに、膝を軽く曲げた状態で足の裏を外側に向けて同じ時間キープ。こちらは片足ずつ実践して（図左下）。

●足首・すね伸ばし：片方のつま先を地面につけたらゆっくりと体重をかけて。足首とすねの筋肉をのばし、ほぐす。一〇秒間ほど伸ばす（図右下）。

もし、寝ながら行えるスペースがあれば、「筋力トレーニング」のところで紹介した体

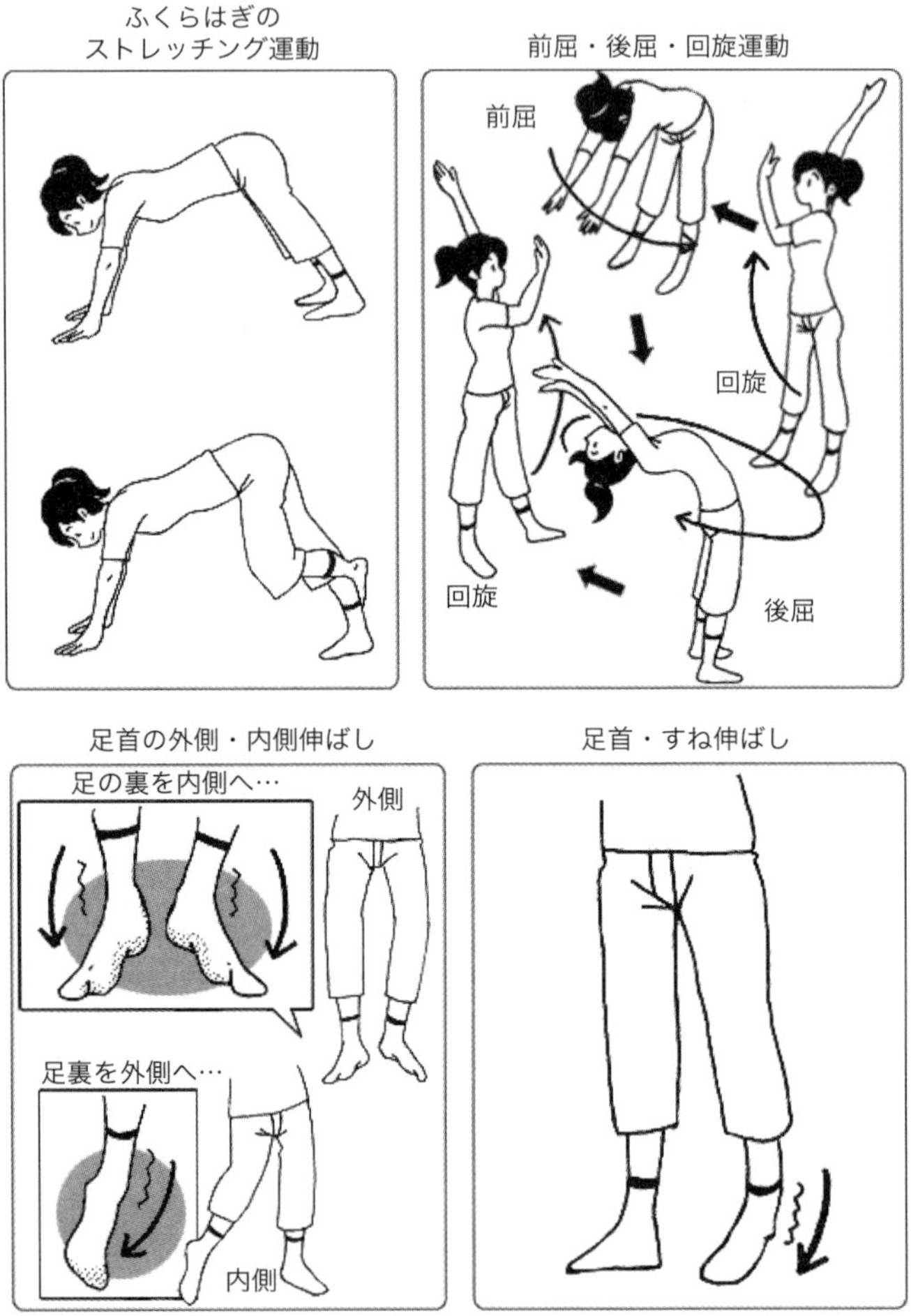
ふくらはぎの
ストレッチング運動
前屈・後屈・回旋運動
前屈
回旋
回旋
後屈
足首の外側・内側伸ばし
足の裏を内側へ…
外側
足裏を外側へ…
内側
足首・すね伸ばし

図5－17　準備運動

幹のトレーニング（図5－6）のどの種目でも構いませんのでトライしてください。下腹部を意識して走ることの補強運動にもつながります。

②歩きの姿勢：歩きの延長にジョギングが

「ウォーキング時の基本的な動き」でも紹介したツイストウォーキング（図5－12）をとくに丁寧に。これが丁寧に行えるかどうか（＝骨盤の傾き・下腹部の力の入れ具合・肩甲骨が引き寄せられているか）で走りのスムーズさや快適さが違ってきます。つまり、「ウォーキングがきちんとできるかどうか」で、ジョギングの快適度合いが大きく変わるのです。

ジョギング・マラソンにトライ！

ここまで準備が整ったら、あとは実践あるのみです。まずは、ゆっくりとポイントを押さえながら走ってみましょう。

きれいに歩くことはできるのに走るとなぜかフォームが乱れる……。そういう方は、走り始めのころはとにかくゆっくりと走ることを心がけましょう。まずはつぎのポイントを押さえながら早歩きからゆっくり走りをしてみましょう。

●目線……まっすぐに。疲れてくるとアゴが上がりがちになるので注意を。
●腕振り……肘が身体より前に出ないように。ウォーキングの大事なポイントでもある、「肩甲骨を引くから腕が振れる」という意識で。
●下腹部へ力をこめて……ジョギングは身体が宙に浮くのでバランスをとることがとても大切。下腹部に意識をもっていくことが重要。つねに強い心がけをもって。
●骨盤の前傾を維持……疲れて背中が丸くなる、足元を気にして下をみていると、骨盤が後傾気味に。骨盤の前傾が崩れると疲労が増すことにもつながるので気をつけて。

これで走りのポイントはわかりました。つぎは「着地」です。

ジョギングは空中にある足を片足で着地させる反復動作です。そのため、着地時には片足で全身を支えることが必須となります。体重五〇キログラムの方が片足でその着地衝撃を受け止めるにはその三〜四倍の重さ、一五〇キログラムがかかります。よって着地時はバランスを崩さずに「まっすぐ着地する」ことが重要に。下腹部に力が入っていることでそれは可能となります。図5-18のように、着地時に少し静止し、下腹部とお尻の筋肉を叩きます。力が抜けていないかどうかチェックを。三倍もの衝撃が「まっすぐに」かからなければ怪我をしてしまうことにも。できるだけ足全体で支えられるようにしましょう。

いよいよジョギングに対するモチベーションが高まっていることと思います。今にも走り出したい。そんな気分に水をさすようで申し訳ないのですが、走り出す前には、必ず早歩きの時間をもうけてください。

図5－17にあるように、準備体操とウォーキングをジョギング前に丁寧に行うことで、心拍数の急激な上昇が抑えられ、疲労を感じる度合いも変わります。心拍数の急激な上昇は、なにより疲労感を増幅させることにつながるのです。徐々に身体をならす意味でも、ウォーキング（やや早歩き）をしっかりと行ったあとに、ジョギングをしましょう。

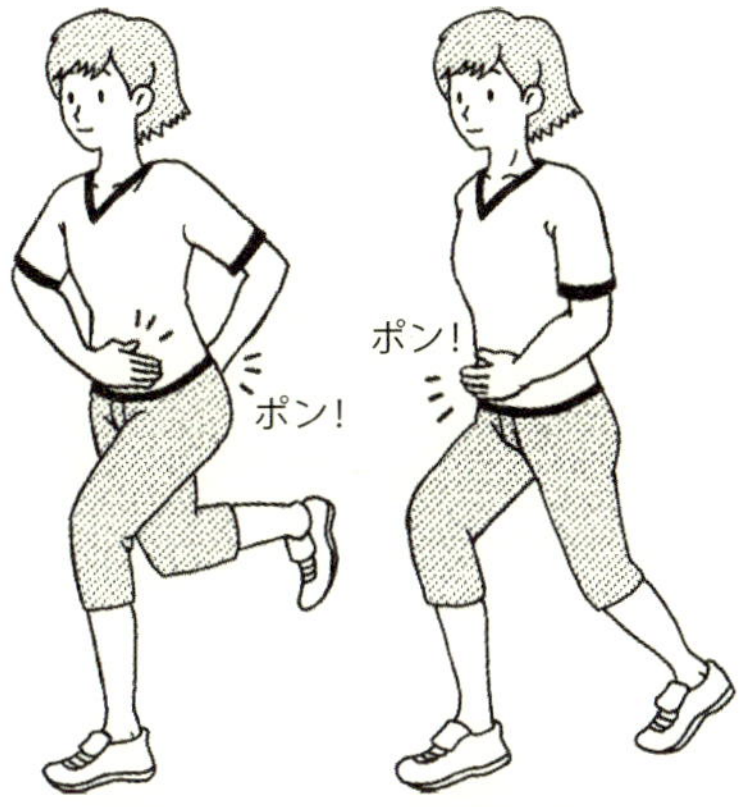

図5－18　正しい着地をしよう

ここで、理想的なジョギングフォームをもう一度振り返っておくと、「骨盤の前傾」「下腹部に意識が向いて力が入っている」「着地がまっすぐ」「肩甲骨と骨盤の回旋によるスムーズな前進（足が後ろに流れない）」（図5－19）がおもなポイントでした。

しかし、疲れてくるとお腹に力が入らなかったり、身体の癖が出てきたりしてフォームが少しずつ乱れてしまうこともあるでしょう。そんなときは、ウォーキングにすっぱりと切り替えてしまうことも

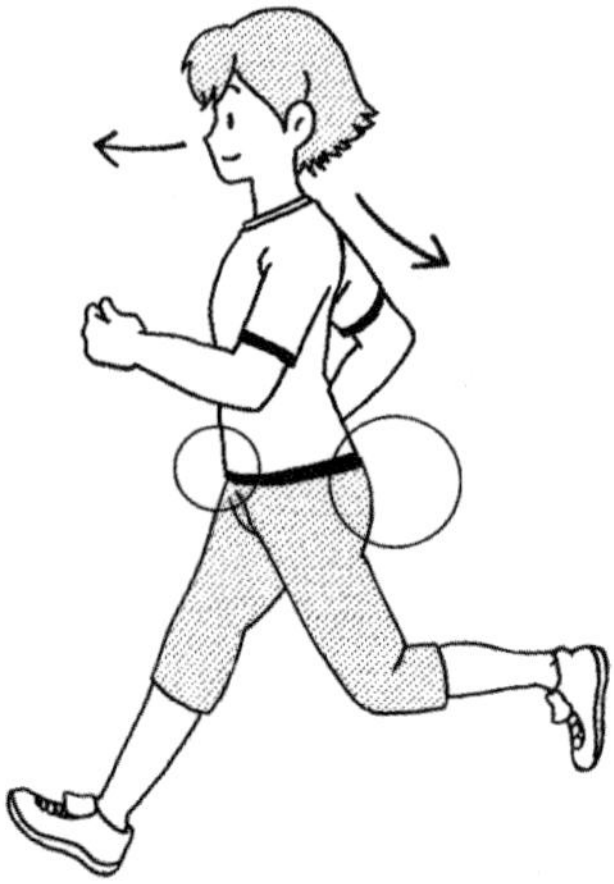

図5－19　フォームを意識して

一案です。疲れているのに無理やり走ると、足元の疲労は倍増することに。怪我をしやすくなることも想像に難くありません。正しいフォームに再構成してから走り直したほうが、確実に心地よくジョギングしつづけることができるでしょう。せっかくの時間ですから、苦痛をともないながらではなく、気楽に行うことをメインとしたジョギングといきたいものですよね。

また、走っている最中に図5－20のような姿勢になってしまったらどうしたらよいでしょうか。簡単にみておきましょう。

●腰が落ちる → 骨盤の後傾が原因です。重心が後ろなので、身体を運ぶうえで余計な力を加えないといけません。こんなときはお尻をポンポン叩きながら、お尻に力を入れるように意識します。

●身体が足にひっぱられ、不自然に前傾する → 身体をまっすぐにします。そしてその場でジャンプをして正しい姿勢に戻します。

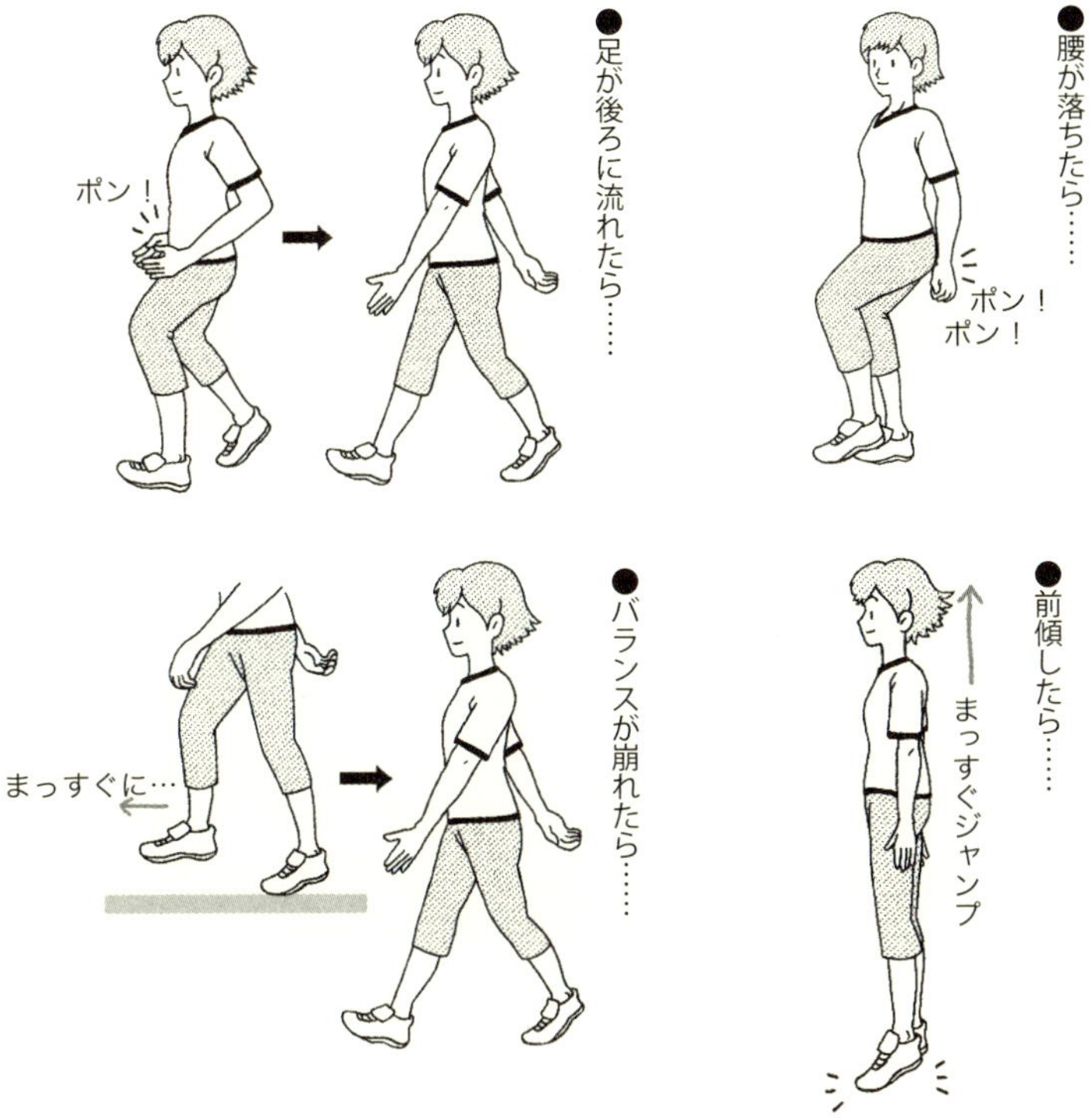

図5－20　こんな姿勢になったら

●足が後ろに流れる →
骨盤の回旋が行われず脚の力だけで蹴り、前に進んでいる状態です。脚全体が疲れた、と感じたときはこの可能性を考えてください。お腹の下をポンポンと叩きながら力を入れます。疲れているときは、骨盤の回旋と肩甲骨のひねりを意識してウォーキングに切り替えて。

●左右のバランスが崩れ、アゴが上がる → 疲労を感じると、どうしても利き足が有利に働き、アゴも上がりやすくなります。こんなときは一度全身を脱力し、ウォーキングをして立て直しましょう。さらにまっすぐ着地（図5－18参照）することを実践し、少し頭を前に出すように意識します。

このように、ジョギングを楽しんだあとは、翌日に疲労感を残さないためと次回の実践で怪我を防ぐためにも必ずクーリングダウンを行います。図5－2のクーリングダウンのストレッチングに加え、ウォーミングアップストレッチで行った足首周りとすねのストレッチングなど（図5－17参照）を再度行いましょう。丁寧なケアの実践が次回につながります。

張りを感じた・痛みを感じたというときは、運動直後にその部分を中心にアイシングしましょう。また、その夜の入浴中にセルフマッサージを行うと、痛みは軽減しやすくなります。入浴後には疲労感のある部分を中心に再度ストレッチを行うとよいでしょう。

疲労が抜けずに痛みが進行した、そんな場合はかかりつけの医師や接骨院、運動指導者などに相談をしてください。

◆こんなときはどうしたら……ジョギング編◆

Q1　走りを強化するような筋力トレーニングを教えてください。

A　基本的な下半身の運動（スクワットなど）や体幹の運動（腹筋運動やツイストなど）の筋力トレーニングをまずは中心に実践しましょう（115ページ参照）。ですが、まずは走りながら筋力を養い、そして徐々に筋力トレーニングなどで負荷をかけるようにしていきましょう。筋力トレーニングにこだわらずとも、自分の体重で行えるようなスクワット運動、少しアクティブなストレッチング運動だけでもタイムの上昇がみられたケースもありますよ。

Q2　足首やふくらはぎに疲れが出やすいのですが……。

A　クーリングダウン時に、丁寧な足首周りのストレッチングとアイシングなどを欠かさないようにしましょう。また、足首の歪みをチェックしましょう（第4章参照）。治療面では、テーピングで整えてもらう（接骨院やスポーツトレーナーなどで）、お灸、鍼などでも対策は可能です。フォームに関しては足がまっすぐ着地しているかを意識しましょう。

第6章　運動　お悩み相談

運動を継続していくと、いくつかの壁にぶつかったり、伸び悩みの時期がやってきたりするものです。こんなときはどうしたらいいのだろう？　そんな疑問にお答えしたいと思います。現場で実際にあがった声を簡単にまとめてみました。

①運動は継続しないと意味がない？

運動を始めてもついつい三日坊主で終了。どうしたら長つづきしますか？（四〇代男性）

忙しくてまとまった時間の運動ができません。一日一〇分程度の運動（通勤の自転車こぎなど）でも継続すれば効果はありますか？（三〇代女性）

回答　継続しないと残念ながら効果はゼロ。毎日コツコツ一〇分でも取り組みを！

みなさん、お忙しい日々を過ごしていますよね。毎日残業で、運動をするまとまった時間がとれない、家事と仕事と育児のあいだにどう運動をすればいいか、まとめ運動をしては疲れてギブアップ……こういった悩みはもう何年にもわたって伺ってきました。残念ながら、運動は継続しなければ効果ゼロなのです。しかし、運動継続による心臓・筋肉の発達効果は早ければ約二〜三ヶ月後には必ず現れます。それを放棄してしまうのはもったいないですね。

ただ、時間は創意工夫でいかようにでもつくることができます。たとえば、テレビをだらだら漫然と観て過ごしていませんか？　意外と一時間くらい過ぎているものです。朝、三〇〜四〇分だけ早く起きませんか？　早く起きた朝の三〇分はとても気持ちがよく有効に使えますよ。

このように、時間というものは日常生活の中に多く埋もれています。まずはその時間を見つけだしましょう。そして、一〇分でも継続は力なり！　と考え、毎日つづけて運動を。おそらく三週間ほどで身体の変化を感じられるはずです。そうなったらしめたもの。今度は朝少しだけ早く起きてまた一〇分をつくりだします。筋・関節が柔軟になることで、動きもスムーズになりますから、仕事に勉強、家事や育児もずいぶんとはかどることでしょう。

まったく運動を行わないよりも、一〇分の自転車こぎでも継続することのほうがはるかに大切です。ぜひ継続させましょう。

また、運動実践されている方でも、仕事の都合などでなかなかプログラムどおりに実践できないという悩みもたくさん聞きます。そこで、つぎのように気楽に考えてみませんか？

運動する時間を取れるとき用、時間がほとんどないとき用、仕事の合間でもできるとき用などとプログラムを工夫し、「理想メニュー」と「忙しいとき用メニュー」を用意しませんか？工夫しだいでいくらでもトレーニングは可能です。まずは仕事と同じように運動プログラムも創意工夫をしてみましょう。強度がやや高めのトレーニングを週一日でも実行できれば、能力維持にはつながります。目標をもち、先をイメージしながらモチベーション維持を怠らないことも大切ですね。あまり焦らずに……。

それから、アバウトな目標でもＯＫ。たとえばウォーキングを実践するときに、毎日何分間歩いて、何歩歩いて……と細かく設定していませんか？　仕事と同じで、臨機応変に対応することも大事です。一週間で六キロメートル歩くなどとたてておけば一日の目標が達成できなくてもよいですね。

②週末のみの運動実践、身体は大丈夫？

週末だけ運動を一生懸命しています。ウォーキングやジョギングを交えて一時間半ほど、近所を回ります。時間に余裕があれば筋力トレーニングも二〇分ほどやっています。ただこれは週末のみ。これだけでも大丈夫ですか？（五〇代前半男性）

回答　さまざまな運動効果は獲得可能。ただ、日常生活での簡単な補助運動も忘れずに。

この方のように、週末のみ、持久的な運動と筋力トレーニングを組み合わせた運動を行うだけでも、運動効果を得ることは可能です。少々時間はかかりますが、呼吸循環器系の運動効果や筋力の向上などは獲得できます。あまり心配しないでくださいね。ここに、日常できるような補強的な運動を少し取り入れてみましょう。たとえ一〇分でも補強的な運動を取り入れることで、その効果はより高まります。たとえば、

●朝少し早めに起きて入念なストレッチを二、三分程度。
●お昼休みに少し歩いて脚力の補強を。
●夜眠る前に一〇分程度の筋力トレーニング（腹筋運動やスクワットなど）。

ウォーキングやジョギングのピッチも上がり、スムーズに足が運ぶことになるでしょう！

③運動をすれば体力はつきますか？

運動をすることで体力はつきますか？　社会人になってから運動不足になり、体力がどんどん落ちていきます。体力をつけるにはどんな運動がよいでしょうか？（二〇代後半男性）

回答

「体力」とひと口にいってもさまざま。どの機能を高めていくかは、運動の種類と自

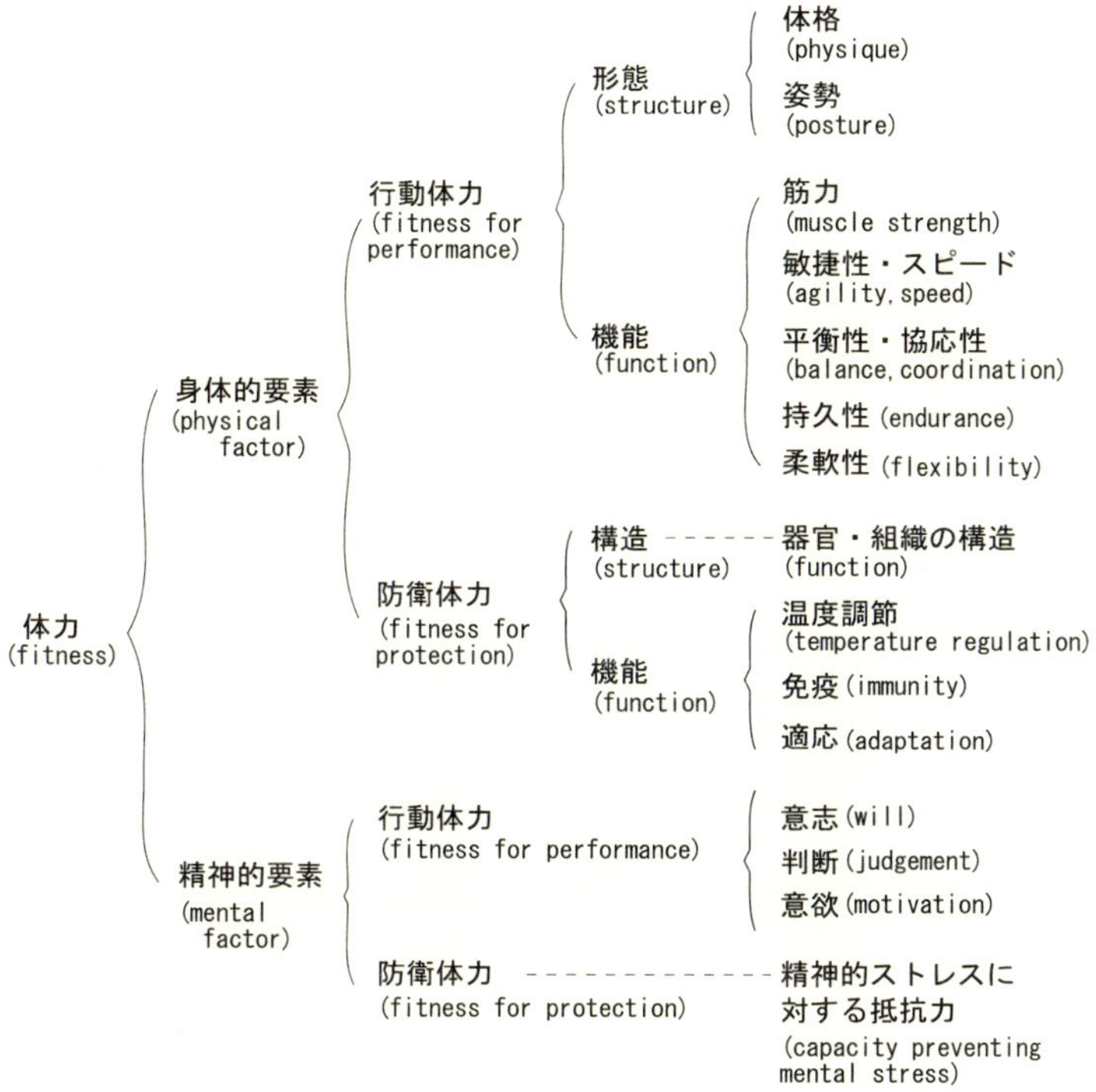

図6－1　体力の構成要素

東京大学身体運動の科学研究室編、『教養としてのスポーツ・身体運動』東京大学出版会（2000）、pp.12。

分の生活リズムを考え合わせ、できるところから取り組むように。

図6－1は、運動科学の観点から示された体力の構成要素といわれるものです。これをみると体力という言葉ひとつとっても、さまざまな範囲でとらえられていることがわかります。

「体力が落ちた」と、どんな部分で感じるか。まずご自身で考えてみましょう。運動の効果として、第2章にさまざまなプラス面を紹介しましたが、これは図6－1でいう行動体力に重点をあてた話でした。ここから派生し、身体の多くの器官の機能が高められることで、防衛体力や精神的要素といった部分も同時に向上してくることが期待できます。

「仕事の持続力がない」という場合は、心肺機能を向上させるような全身運動（ウォーキングやジョギングなど）に取り組みます。一日五～一〇分でも継続し、心臓に刺激を与え血流を促してください。

「仕事場での荷物運びに苦慮している」という場合は、筋力トレーニングやストレッチング運動を取り入れ、身体をきたえるプラスほぐすことに努めましょう。

「だるくて疲れが取れにくい」、そんなときには好きな運動種目やスポーツを行うことで気分をリフレッシュさせてみては？

ぜひ運動を日常生活のなかに取り入れましょう。そして健康で丈夫な身体を手に入れてください。

④運動をしたあとについつい食べ過ぎてしまいます……なにか妙案は？

運動を終えたあと、どうも食べ過ぎてしまう傾向にあります。なにかよい方法は？（二〇代後半女性、四〇代前半男性）

回答 量が多く、カロリーの低いものをとるように！ プラス食べないですむような対処法の実践を！

量が多いけれどカロリーが低いもの、たとえばゼリーやサツマイモをふかしたものなどはカロリーを抑えられて、満腹感が得られます。通常の食事にプラスしてこのようなものを加えることで、満腹中枢は抑制されることになります。ただ、どうしても我慢できない場合は、一週間に一度だけたくさん食べる日を決め、その日を楽しみに過ごしてみませんか？ その日はいつもよりも運動強度を上げたり、少し長めにトレーニングをしたりといった調節をしましょう。せっかくの運動効果は毎回のエネルギー過剰摂取でムダなものになってしまいます。以下のような、精神面の対処法なども少しお勧めしたいところです。ただ、運動後の一杯、というお気持ちもわかりますので、その辺りはご自身でできるだけ調整していきましょう。

- ●「一～二行日記」をつけてみる ↓ 「今日は○○を食べすぎた！ 明日は減らそう！」「少しがんばって歩いた。明日は休養だ！」など、一行で構いませんので運動・食事に関する気持ちを書きだします。感情に左右されて食事のコントロールができない方には、この方法はお勧め。たくさん書く必要はありません。メモをとるような感覚でやってみましょう。
- ●五分間待ってみる ↓ 「もっと食べたい」――そう思ったら、五分間だけ待つのです。

知り合いと会話をする、本や雑誌を読む、窓の外の景色をボ〜っと眺めるなど。意外と効果アリですよ！

⑤運動のあと筋肉痛にならない方法はありますか？

運動をしたあと、つぎの日の筋肉痛（そのまたつぎの日のもっと激しい筋肉痛）に襲われます。野球を日曜日に行っているのですが、毎回の筋肉痛が悩みの種です。（三〇代後半男性）

回答 クーリングダウンを念入りに。サボらずしっかり取り組みを！

筋肉痛は、筋肉をつくっている細胞の微細な損傷がおもな原因です。筋線維が一度損傷を受けると損傷部分が炎症を起こし、浮腫が生じます。この炎症と浮腫が筋肉痛の正体であると、今のところ考えられています。たまの運動ではどの年齢の方でも大なり小なり起こるもの。とくにスポーツ活動のような、ある一定の部位を酷使するような運動は、その周囲の関節・筋に多大な負担をかけているのです。その部位周辺も含め、丁寧なケアを忘れずにしましょう（ピッチャーであれば、肩周辺の筋温の上昇を抑えるアイシングを！）。

ところで、年齢とともに痛みを受け止める神経感受性は、生理的に低下します。このことが、年をとると筋肉痛が現れるのが遅くなるという大きな理由です。野球のほかのメンバーはすぐに筋肉痛になるのに、自分は二日後だった!? そんな経験はありませんか？ 筋肉痛がでるのが遅く、さらに三、四日も長引くのは、あまり好ましい状態とはいえません。こうならないためにも、日ごろから少しずつ筋力トレーニングなどを実施し、強くて丈夫な身体をつくりましょう。

⑥運動はきついほうがよい、という気がするのですが……

運動は、きついほうが効果があるような気がしています。昔部活動でさかんに運動をしていたためか、どうも目安となっている「適度な運動」に物足りなさを感じます。（三〇代男性）

回答 激しい運動の長期化は短命にも。その日の気分や体調によく相談してから実践を。

激しすぎる運動は、必ずしもいい方向に向かうとは限りません。これは活性酸素の影響が大きいからです。ふつうの酸素は身体にとって大切なものなのですが、この活性酸素は、身体のなかの不飽和脂肪酸と同盟を組み、細胞へ強いダメージを与えます。この活性酸素をつくる要因の一つが過度の運動（すべての運動ではありません）です。幸い、身体には活性酸素を処理するシステムはきちんと備わっていて、ちゃんと対処してくれるのが通常なのですが……その処理能力以上に活性酸素が次つぎとやってくると、対処できません。せっかく時間を割いて取り組む運動です。健康のためになるような運動をしていきましょう。

ただ、その日の気分や体調とはよく相談してください。少し無理がきくかな？　と感じる日は、いつもよりもスピードアップして走ったり、筋力トレーニングのメニューを二、三種増やしたりするのもよいでしょう。

⑦喫煙と運動の関係は？

運動は昔から好きなので行っていますが、どうしても禁煙できません。喫煙は運動の効果が上がらなくなる要因となりますか？（四〇代男性、五〇代前半男性）

回答 運動効果は格段に落ちます。活性酸素がかえって増加してしまう危険も。

喫煙も、過剰な運動（⑥）と同様、身体内の活性酸素を増やすことになってしまいます。

　喫煙の継続　↓　大量に酸素を消費する　＋　基礎体温が上昇　＝　活性酸素の増加

というサイクルに陥り、結局ここから生活習慣病の危険性を高めることに進展し、ついにはガンなどへと発展してしまうのです。タバコそのものも、有害物質約二〇〇種と発ガン物質約四〇種が含まれている危険物質です。喫煙をつづけることで、活性酸素が増加するだけでなく有害物質までもが身体に入り込んでくるのですから、当然さまざまなリスクがやってきますね。運動を継続することで、心肺機能が向上し、さまざまな生活習慣病を予防・撃退することができるはずなのですが……タバコのために効果は四分の一～一〇分の一以下にまで低下してしまいます。せっかくの運動効果が得られません。大切な運動時間をぜひ有意義に過ごしてほしいものです。

また女性はとくに禁煙を！　不妊症のリスクが高まる、肺炎になる確率が高い、早期の閉経、妊娠中の喫煙により子どもが先天性の疾患にかかる率が上昇、産後は自身も子どもも気管支炎や肺炎になりやすい、などリスクが高いことばかりです。喫煙者にはできれば禁煙をお願いしたいのですが、なかなかやめられないという方もいらっしゃるでしょう。そういった方には以下のような方法をお勧めしましょう。

- 禁煙する理由や、禁煙するメリットを紙に大きく書きだす。
- 禁煙を周囲に公言し、吸わないように見守ってもらう。
- 禁煙仲間、禁煙をサポートしてくれる人や団体を見つけて仲間に入る。
- タバコが吸える場所にあえて出向かず、水やお茶をしっかりとる。
- 吸いたくなったらニコチン製剤やガムなど利用し、食事はさっぱりしたものを多くとる。

⑧どうにもこうにもスタミナが足りません

スポーツクラブでいろんな運動に挑戦して早四ヶ月半。とても楽しくなってきたのですが、

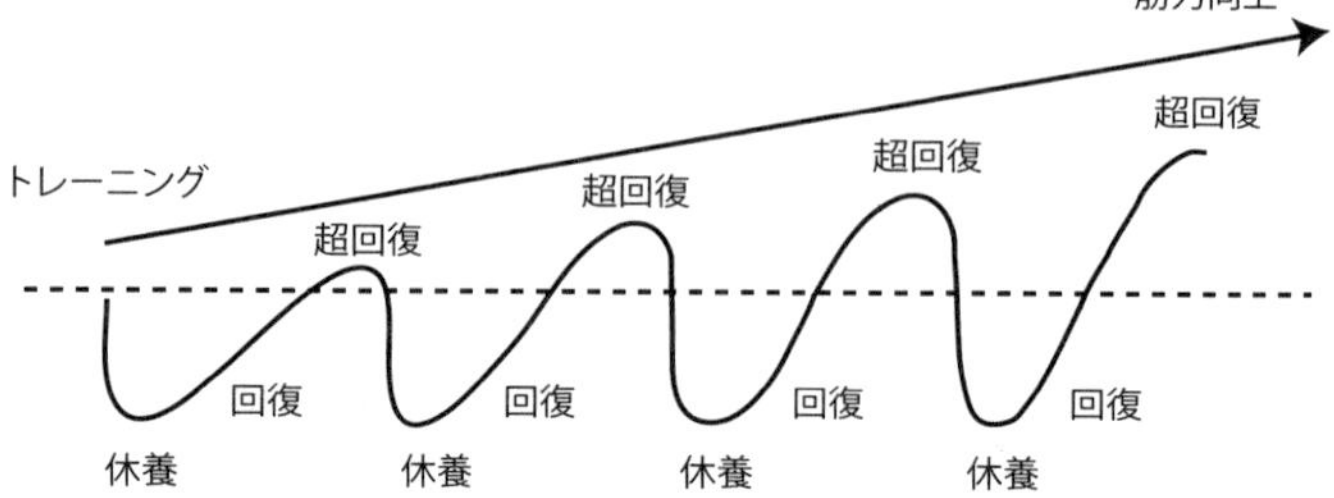

図6－2　理想的な運動と休養のリズム

『運動生理学概論』(1975)、『身体運動学概論』(1976) いずれも大修館書店を参考に作成。

いまいちスタミナが足りません。どうしたらいいでしょうか？（三〇代女性、四〇代男性）

回答　疲労回復には糖質・タンパク質・ミネラルを多めに、プラス休息をしっかり。

スタミナ不足だ、とお感じになるクライアントさんは数多し。その多くは、糖質・タンパク質・ミネラル・ビタミンの全体量が不足していました。

たとえば昼食はうどんやそばだけでなく、そこに野菜サラダやおひたしを足す、などの工夫をしましょう。また、もう一品お惣菜などを加えることで、カロリーの補充とミネラル・ビタミンの不足を両方補うことが可能になります。野菜ジュースなどでも手軽にビタミン補給ができます。果物を間食にとる、味噌汁の具にもう一つ二つ具を加えるなどの工夫もしてみましょう。

もう一点は、休息の問題です。筋力トレーニングなど、ある種の運動を行うと、一時的に疲労を感じ、筋肉痛が生じます。しかし、数日間の休養をとることで、前回の運動量よりも少しレベルアップした形で運動量をこなせるようになります。このような現象を運動生理学では「超回復」とよんでいます（図6―2）。とくに筋力トレーニングなどでは、筋線維が破壊されて再合成されるまでに、約四八時間かかります。このため、前回のトレーニングから四八時間経たないうちにつぎのトレーニングを行うと、筋肉は発達しません。休みをとることで効率よく発達します。休息は、スタミナをつけるうえでとても大切な要素なのです。

⑨なんとかシェイプアップを成功させたい！

なかなか思うようにシェイプアップが実行できません。脂肪を燃やす運動を実践しても、効果がみられず、どう進めたらいいのか悩んでいます。（二〇代女性、四〇代女性）

回答　日常生活の姿勢、食習慣、運動の有無、ストレス、もう一度振り返って見直しましょう。どこかに原因が。

①姿勢の悪さ・身体の歪みはありませんか？

身体に歪みがあると「血流阻害・障害」を起こすことに。せっかく運動を一生懸命行っても脂肪は燃えにくいままです（第4章参照）。

②食習慣（偏食・睡眠との時間間隔・食べ過ぎ）について、つぎの点をチェックしましょう。

●食事の時間帯がまちまちでは？　一度に少量の食事にし、食事回数を増やしましょう。

●炭水化物を夜多めにとっていませんか？　過剰にとった炭水化物は脂肪へと変換します。

●脂肪と砂糖を過剰摂取していませんか？　脂肪と砂糖を過剰に摂取すると、リポタンパクリパーゼという酵素が貯蔵脂肪に変換させせようと積極的に働くことに。ケーキは禁物です。

●バランスよく食べましょう！　タンパク質・ビタミン・カルシウムは必須です。

③夜眠る前に軽い運動を

太りにくい身体をつくるには、筋肉量を増やすことも大切。夜眠る前に運動実践を！眠っているあいだに成長ホルモンが筋肉の成長を促してくれるので、入浴前、就寝前にぜひ簡単な運動をしてみましょう。三～六ヶ月で身体は変わります。たとえば図6－3のような運動を実践してみましょう。

④ストレス

ストレスを感じているときは、自律神経も乱れますし、ホルモンも通常どおりに分泌されません。よって、身体のなかでは脂肪を燃やそうとして働くホルモンも正常に働きません。休日は、できるだけリフレッシュをしてストレス解消につとめましょう。

●脚全体の運動
キープ：5 秒間、回数：10 回
できるだけ脚を大きく横に開き、膝を直角に。両手を肩に置き、その姿勢をキープ。つぎに足を狭めて伸びを。これらをくり返す。

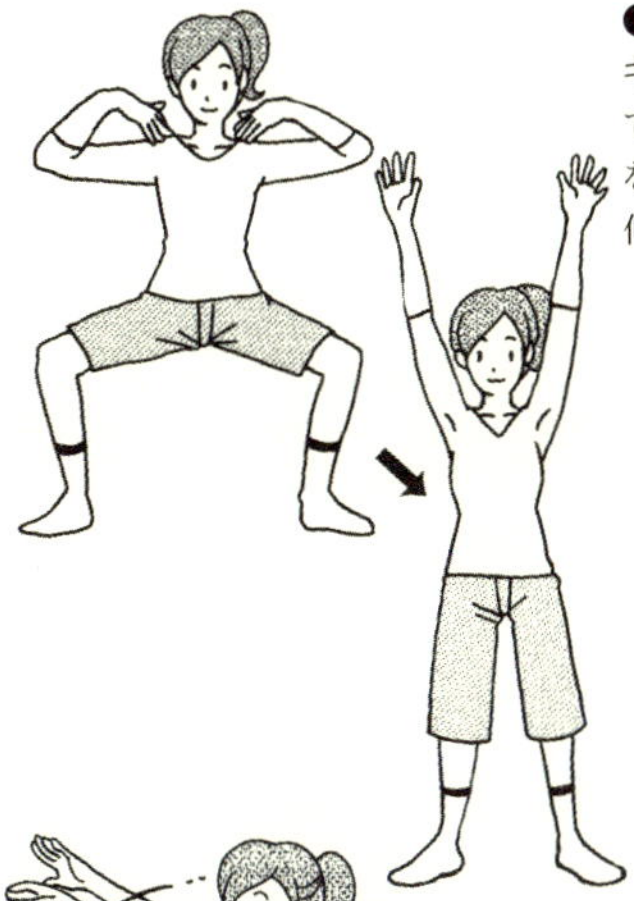

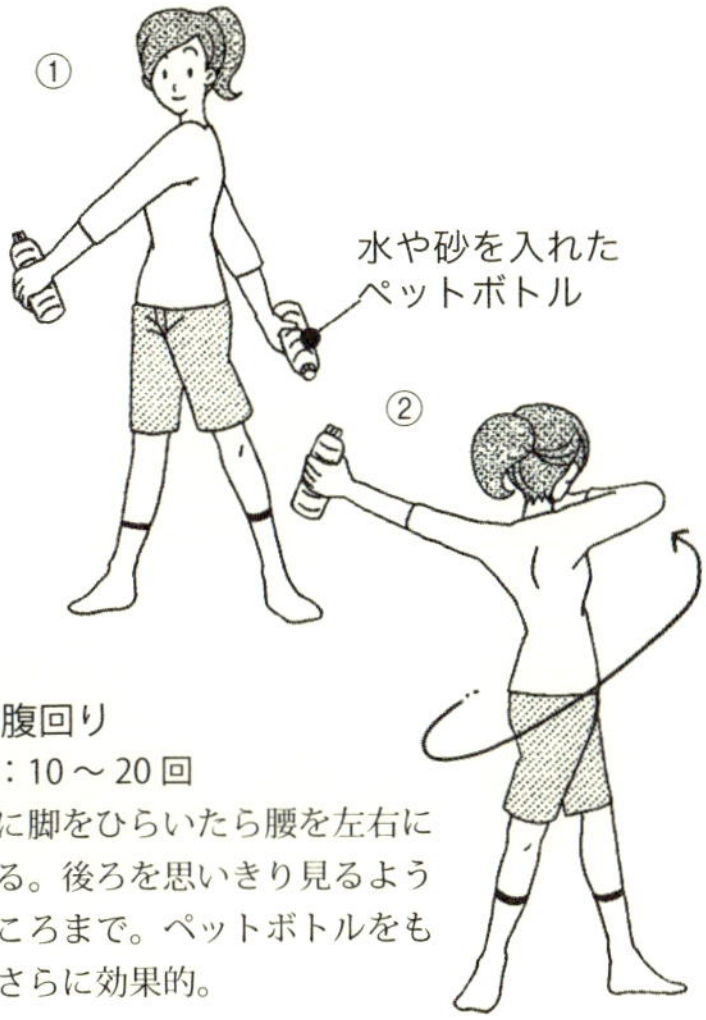

●お腹回り
回数：10 ～ 20 回
肩幅に脚をひらいたら腰を左右にひねる。後ろを思いきり見るようなところまで。ペットボトルをもつとさらに効果的。

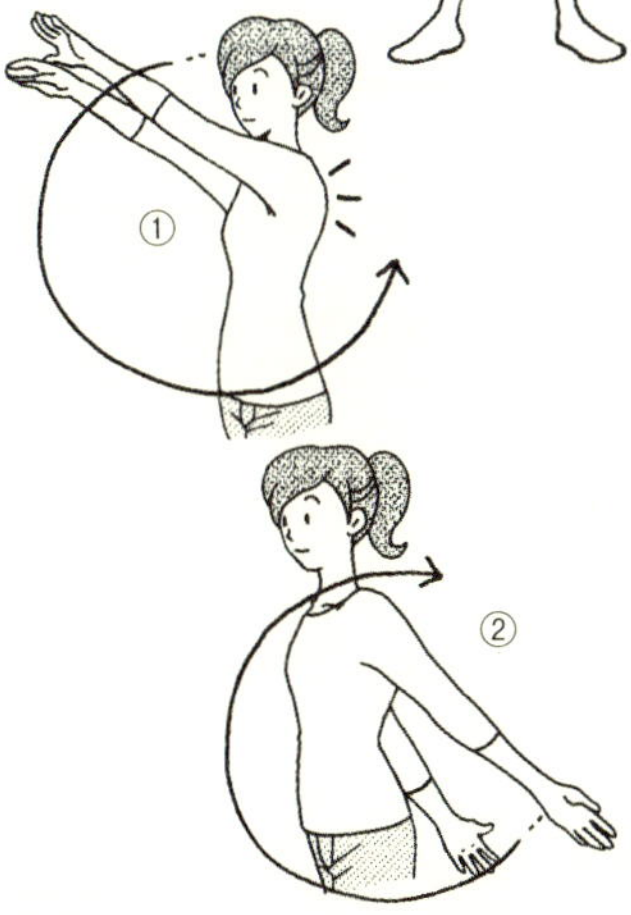

●背中
回数：15 回（前⟷後）
肩甲骨を意識しながらしっかりと両腕を回す。

●お腹
回数：10 回
　仰向けに寝たらおへそを覗き込むようにして身体を持ち上げる。就寝前に。腹部を強く意識し、力が入っていることを確かめて。

図 6 − 3　シェイプアップを成功させる運動

⑩便秘がひどい……運動・食事で対策できる？

便秘がつづいています。なかなか改善できません。運動や食事でなにかよい対策はありますか？（三〇代男性、二〇代女性）

回答 腸の蠕動運動を促す運動を！ プラス食物繊維の摂取を心がけましょう！

便秘解消には軽い運動が効果ありです（第4章参照）。同じ時間帯にトイレに向かうことができない方はとくにお勧めです。そして食事では十分な水分補給と食物繊維（便秘を解消するのにたいへん効果的といわれるもの）を、できるだけ積極的に取り入れましょう。

食物繊維の多い食べ物をみておきましょう。食物繊維には水にとける水溶性（水分保持能力が強く、小腸での栄養素の消化吸収を抑えて遅らせる）と水にとけにくい非水溶性（腸の蠕動運動を捉し、消化管内で水分をかかえこんで容積をふやす）の二種類があります。

水溶性＝梅干、ワカメ・昆布・寒天などの海藻類、コンニャク、バナナ、リンゴ、ソバ（ゆでたもの）、パスタ類、ゴボウ、ホウレン草、トマトジュースなど。

非水溶性＝干し柿、アズキ、ササゲ、インゲン豆、大豆、干ししいたけ、きな粉、切干大根、トウモロコシ、カンピョウ、ゴマなど。

⑪肩こりに運動は効果的？

肩こりには運動がよいと聞きますが、筋力トレーニングで肩がますますこるようになってしまいました。なにか対処法はありますか？（五〇代男性）

回答 血行を促すような食事、プラス運動の見直しを。

少し負荷をかけ過ぎたようですね。せっかくの運動が台無し、と感じられるのではとても寂しいことです。まず運動の前に、少し食事の見直しを。食事の中身によっては、血行不良を自ら起こしていることがあるからです。

たとえば、生クリームやバター、脂身の多い肉などをたくさんとると、血液の粘性を高めることになるので、血行が悪くなりやすいです。血液を良好な状態に保つような食事は、悪玉コレステロールの減少にもつながります。不飽和脂肪酸（イワシ、サバ、サンマなどの魚類や、オリーブオイル、ごま油などに含まれます）、海藻類、炒りゴマなどは血液をサラサラにする効果があります。普段の食事でどの要素を多く摂取しているか見直すだけでも、血行不良の原因がつかめるかもしれません。

運動に関しては、できるだけ軽めのストレッチから入るようにして、過度な筋力トレーニングは行わないようにしましょう。肩こりがひどくなってしまったときのストレッチを図6－4に紹介しておきます。実践を重ねると少しずつ緩和されていくことでしょう。

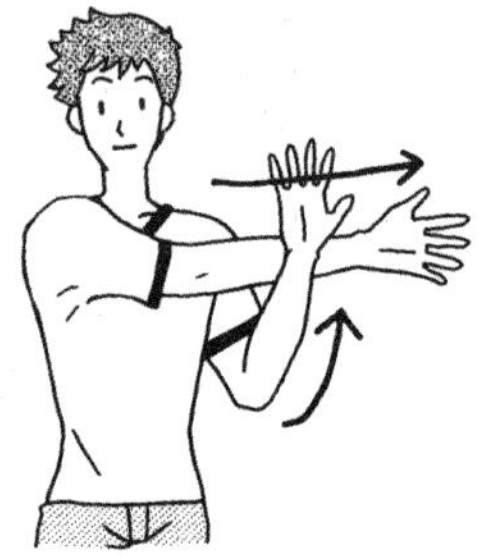

●肩こり解消ストレッチ　その1
キープ：5秒間、回数：3回
片方の肘を曲げて、反対の腕を肩のほうへと引き寄せ、肩を伸ばしてキープ→脱力。これを左右くり返す。

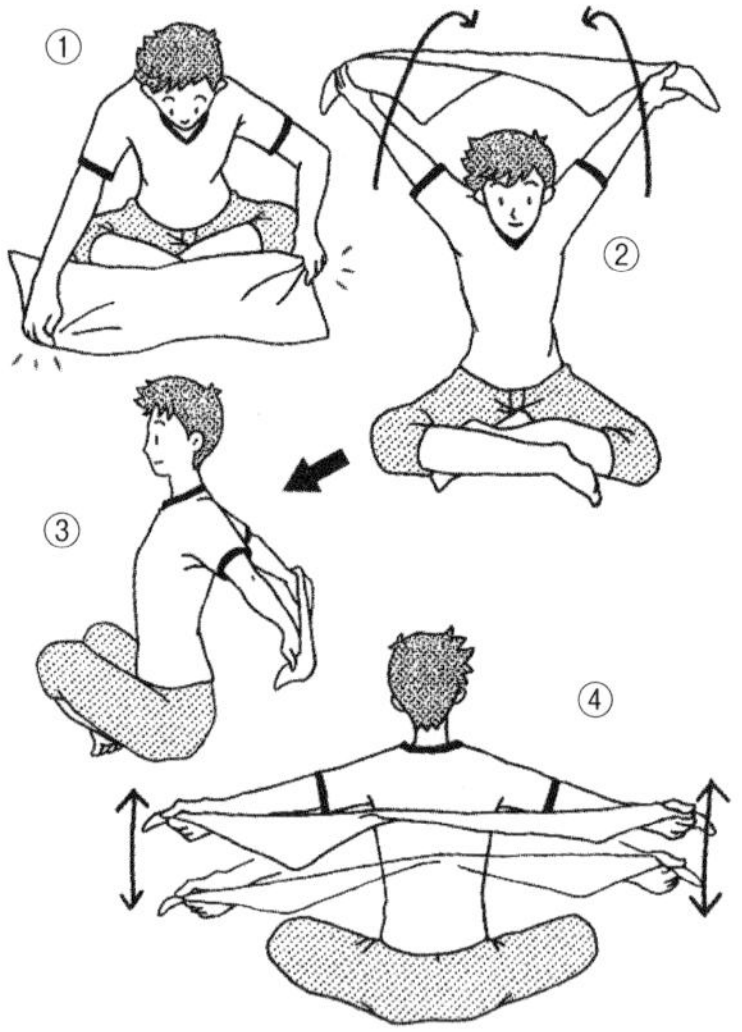

●肩こり解消ストレッチ　その2
タオルをもち、そのまま頭の上を通して背中側へ。その状態から上下にゆっくりと動かす。20往復。

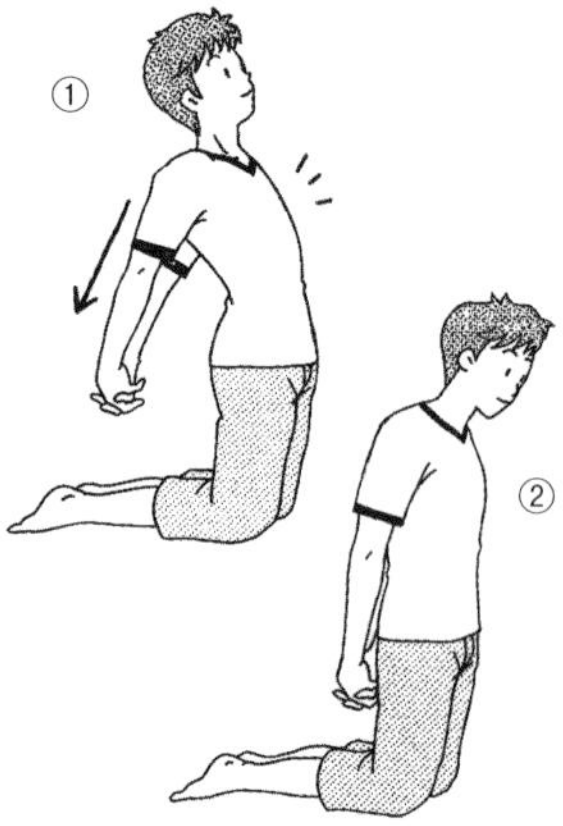

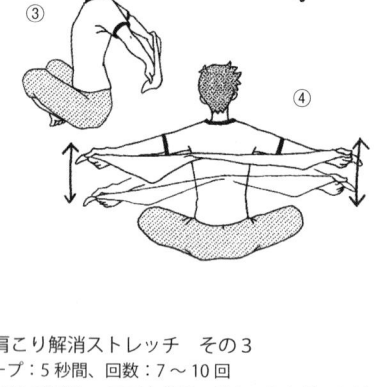

●肩こり解消ストレッチ　その3
キープ：5秒間、回数：7～10回
立て膝の姿勢に。両手を後ろで組む。胸をグッと前に突き出して背中をそらすようにしてキープ→脱力。これをくり返す。反らしているときに息を大きく吸う。

図6－4　肩こり解消ストレッチ

⑫腰痛もちだが……運動はできる？

長いあいだ腰痛に悩まされていますが、医者いわく、運動をすることが大事だそうです。腰痛もちでもなにか運動らしいことはできるのでしょうか？（五〇代男性）

回答 筋力が弱いことによる腰痛に関しては、運動の効果大。ぜひ毎日実践を！

台所で食事の準備や後片づけを長時間していると腰が重くなる、パソコン仕事で一日中座っていると腰や肩が重くなり、筋肉が張ってくるなど、同じ姿勢を長い時間つづけていることからくる筋肉の疲労腰痛（筋・筋膜性腰痛症とよぶ）や、背中や腰に痛みを感じ、診察を受けても特定の場所に痛みを訴えるわけでもなく、ただ腰全体がなんとなくすっきりしない状態である腰痛（慢性的な腰痛：変形性脊椎症とよぶ）といった状態に悩まされる方が多い現代です。

普段から注意するポイントをあげると、「正しい姿勢をとる」「脊椎の周辺をよく動かす」「背筋力と腹筋力の両者の強化」の三点になります。姿勢が乱れると、背骨周りの筋肉や腰周囲の筋肉の不必要な緊張を招きます。それが血行不良につながり、最終的に「筋膜症」という痛みを引き起こしてしまうので、普段からできるだけいい姿勢（あごを引いて首を長く見せる、スッと背筋を伸ばす）を心がけましょう。脊椎の周辺の血行促進には、図6－5のストレッチング運動と、図5－2のストレッチング運動に朝晩トライしてみましょう。

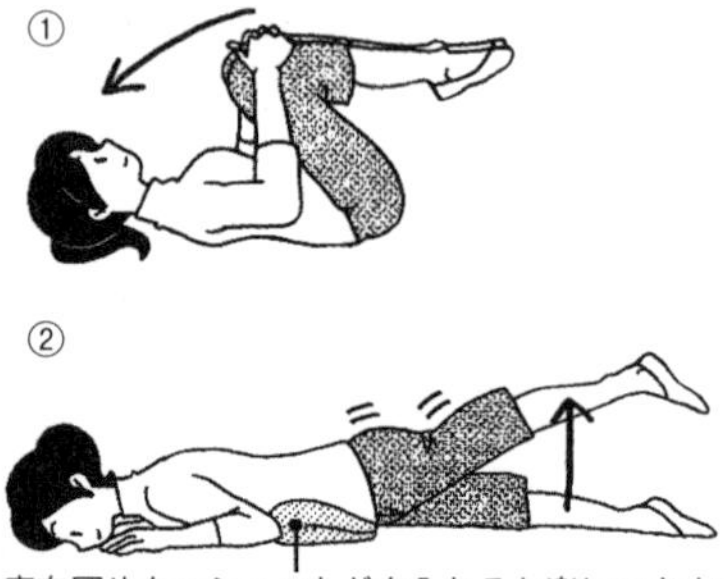
座布団やクッションなどを入れると楽にできます。

●腰部の強化
キープ：5秒間、回数：3～5回
仰向けに寝て膝を両方の手で抱える。頭と背中は浮かせないようにして、膝を胸に近づけてキープ。今度は姿勢をうつぶせへ（お腹の下に座布団か枕を入れるとよい）。膝を伸ばした状態で、片方ずつ足を上げてキープ。足は股関節（足の付け根のあたり）から上げる。腹部と背中も同時に強くすることで、腰にかかる負担を少なくする。

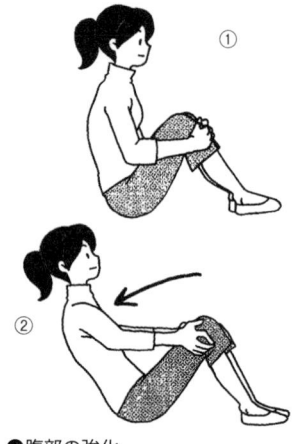

●腹部の強化
キープ：3秒間、回数：5回
膝を抱えて座る。身体を少しだけ倒してキープ。その後元の位置へ。これをくり返す。慣れてきたらカウントする時間を増やす。お腹を鍛えることで腰への負担は半分に。

図6－5　腰痛にもおすすめストレッチ
このほかにも、図5－2で紹介した、背中・腰・下半身のストレッチング運動も効果的です。

⑬もし運動中に怪我をしたら……対処方法は？

運動中に怪我をしたときの応急処置法を教えてください。足首の捻挫、肉離れ、熱中症について、とりあえず最初になにをしたらよいですか？（四〇代女性）

回答　捻挫：ひねってしまった足のシューズと靴下をすぐに脱がせて、氷のうなどで患部をしっかりと冷やすように。足は動かさないように気をつけて。

激しい運動競技で起こりやすい怪我の一つに捻挫があり

ます。捻挫にはちょっとした痛みがともなうもの（一〇分前後で痛みが消えてしまうもの）から患部が赤く腫れずに内出血してしまうものまでさまざまです。患部が腫れていたら氷のうで冷やし、患部を高くする（対象者を横にさせ、クーラーボックスなどの上に足を置いて楽な姿勢をとらせる）などして腫れがひくまで様子をみましょう。氷がすぐに用意できない場合は、水を入れたバケツにそのまま足を二〇分程度つけておくのもよいでしょう。患部が内出血している場合、大至急患部を氷水で冷やします。様子をみて、患部がどんどん腫れてくるようであれば、副木などをあてて患部を固定し、すぐに医師の診察を受けるようにしましょう。

たかが捻挫、されど捻挫です。靭帯を切っている大きな怪我ですから、油断せずにきちんとした対処を心がけましょう。

回答　肉離れ：まず座り、できるだけ足を高く上げた状態でアイシングを。痛みが緩和してきたところで痛みが走った部位をタオルやハンカチなどの身近なもので縛って圧迫固定する。

ストレッチング運動やウォーミングアップが不足していると起こりやすい怪我が、この肉離れです。とくにふくらはぎや太ももに起こりやすいです。強く蹴られたような圧迫感や体重をかけると激痛が走る場合はすぐに運動を中止して、足を伸ばして患部を氷のうなどでアイシングしましょう。腫れや痛みが和らいだら、患部を適度に圧迫して、固定します。内出血を抑えるためにも、心臓よりも高い位置で圧迫固定することをおすすめします。少し落ち着いたところで、医師の診察を受けるようにしましょう。

運動には怪我がつきものですが、まずはしっかりとウォーミングアップを行うことを忘れずに。また、スポーツ種目を実践する際には、氷のう・氷・タオル・包帯・ビニール袋などを常に携帯しておくようにするとよいかもしれません。

回答 熱中症：熱気のこもった場所から避難し、日陰や風通しのよいところへ移動する。また頭を氷のうなどで冷やしながら安静状態にする。

熱がこもりやすい場所で起こった突然の吐き気やだるさ、頭痛などは熱中症とよばれ、事後処置がスムーズに行われないと危険な状態に陥ります。まずは顔色を確認し、顔が赤ければ風通しのよい場所で頭を冷やし、楽な姿勢で寝かせてあげます。さらに氷のうなどをあてておくとよいでしょう。顔色が青い場合は、頭と身体を水平に保ち、足を少し上げて寝かせてあげます。どちらもしばらく様子をみましょう。顔色が戻らないようであれば医師の診察を速やかに受けましょう。この際、体温が高いまま顔色が戻らない場合はアイシングをつづけ、体温が低くなってしまった場合はタオルなどをかけて体を温めてあげましょう。

熱中症で重要なのは、対処の速やかさとその事後処置です。この症状は癖になりやすいので、一度これにかかってしまった場合は、運動を再開するのはできるだけ先に延ばすようにしましょう。最低でも一〇日くらいはあけるようにします。環境に身体を慣れさせることは大切ですが、油断は禁物です。再発防止のためにも、一度かかってしまった人は、必ずかかりつけの医師に相談してください。

運動は楽しい！——あとがきにかえて

第1章でもお伝えしましたが、運動は本来誰にとっても必要不可欠のものであり、限定された人のあいだで終始するものではないと、わたしはつねに思っています。運動やスポーツをこよなく愛している方（アクティブに日々歩かれたり泳がれたりする姿勢にはこちらも頭が下がります。そして、ライフスタイルを豊かなものにする一手段として運動を取り入れていくことの意義をみなさんよくご存じ！　これはほんとうにすばらしいことです）は別として……。現実はなかなか厳しい。

運動がいまひとつ苦手で、ずっと運動から距離をおいていた方にとっては、「運動やスポーツは、特別な能力をもち合わせた人間がするもの（＝観戦するもの）で、わたしのすることではない」とはっきり主張します。ずばり「運動嫌い」「自称運動オンチ」。また、「体育の授業でいい思い出が一つもない」というようなコメントも付け加わります。

運動指導上、長年気になっていることの一つとして、多くの方がこのように運動に対してマイナスイメージを抱いていることがあげられます。その方がたは、体育の時間は「きつい・苦しい・楽しくない・難しい」から自分は取り組みたくなかった、という経験をもち合わせているのです。

少々残念なことなのですが、実際ここ数年、運動指導にこられる方はなにかしらの疾患を抱えており、医者から運動をするように指導を受けたからやってきたという方が大半です。「運動は嫌いだ」という感情が前提にある以上、「楽しく」取り組むことなど到底できません。

なぜこんなマイナスイメージが浸透してしまったのでしょうか？　その答えは運動やスポーツを客観的に学ぶ環境に身をおいてはじめて知ることになるのでした。じつはわたしもマイナスイメージがつきまとっていた一人。自分のペースで楽しく走るのは好きなのに、体育の授業はなぜか面白みをまったく感じませんでした。また部活動でのスポーツ種目は勝ち負けにこだわるのは当たり前だとわかっていても、必要以上に遠征や合宿が多く、監督が勝敗に厳しすぎるなどの要因も絡んでいました。

まず、スポーツと体育が混同されてしまった学校での授業展開——現在でも多くの教育現場で「健康志向型運動」と「競技志向型運動」の区別がないまま、さらにそれに関する解説もないままに授業展開されている——が大きな原因の一つではないかと感じています。本来、体育では健康志向型運動を主体とした運動実践をしなければなりません。健康志向型運動においては、その運動を遂行する能力が他人とくらべて高い・低い、また強い・弱いと判断されてはならない、言い換えれば本人の性、年齢、発達段階にふさわしい程度の能力があればそれでよしとしなければならないのです。ただ、ときにはスポーツ種目をいくつか紹介しながら勝敗にこだわることの大切さを伝えるのも、教育の一環としては大切でしょう。多くの人がスポーツの楽しみを享受する機会があるのはとても貴重なことだからです。

しかしそのスポーツにおける勝敗ばかりを追求することがあってはいけません。そのスポーツ種目の歴史や文化、時代の流れとともに変化するルール、その競技でご飯を食べることのたいへんさ、実際の競技選手を招待してのデモンストレーションの展開など、さまざまな要素を含めた授業展開を行えば、たとえ運動が苦手な人でも参加しやすいスポーツの分野は必ず出てくるのです。

わたしは実際、大学でバドミントンの授業を長いあいだ受けもっていたことがありますが、必ず最初に歴史のお話を、資料を交えて行いました。バドミントンはそもそも貴族が行っていたスポーツ。女性はドレスを着たまま行っていたのです。そしてもっているラケットも非常に重たい。そんな話を学生の前でするると、そこからまた話が別の方向へ発展したり、さまざまな質問やディスカッションが始まったりするのです。バドミントンがうまいか下手かという評価だけはなく、そのスポーツがもつ歴史や存在の意義を知る意欲も評価していきます。こういった授業を展開していくと、運動やスポーツが苦手な学生も比較的スムーズに興味をもつようになり、徐々にその種目に取り組めるようになりました。

……勝敗を強く追求するような授業展開がつねにあるとすれば、難しい技術習得も強要されるでしょうし、体力の限界以上のことをさせられることも当然あるでしょう。体育が苦しくてつまらないというコメントの裏には、この健康志向型運動にスポーツ要素が介入しすぎているという背景があると思うのです。スポーツはあくまで勝敗ありきの世界。よって競技志向型運動となります。身体の発達を可能性の限界まで求めて勝利を得ることを目的とするのが、スポーツの本来の姿です。ですから、その技術の獲得には怪我をすることも予測に含めていなければいけません。ここは健康志向型運動と大きく異なる点でもあります。

スポーツ競技の勝敗は、ときに政治や経済界にまで大きな影響を与えます。そして国際間での争いにまで発展することもしばしばです。勝つことによる利益は、場所や環境によってはかり知れないため、指導者側が熱を入れるのは仕方ないことなのかもしれません。この国際間での競争の代表例がオリンピックだといえるでしょう。オリンピックがもたらす爆発的な経済効果はやはり否定できません。ただ、こういった一流選手が揃う大会では、第三者へ感動を与えたりする要素がぎっしりつまっていますよね。わたしも毎回視聴者の一人として感動しながら観ていますから。

オリンピックで金メダルをとった選手が泣いていると、ついついもらい泣きしませんか？　強くて巧みなスポーツ選手に、熱い拍手を送ったことはありませんか？　精一杯のプレーに胸がいっぱいになったことはありませんか？　それはすべて勝って歓喜の涙があふれる、負けて悔し涙にくれるという「勝敗の厳しさ」があるからこそ成り立つのです。それほどまでに熱くなれる、それほどまでに多大な影響力をもたらすのはこの「勝ち負け」なくしてはありえない。多くの人びとがスポーツを楽しむ要素の一つとして、勝負にこだわることに収束するということがあるのではないでしょうか。その結果として「おもしろさ」や「すがすがしさ」がついてくるのです。ただ、結果的にスポーツ実践によって気分がリフレッシュされて、不健康な状態にあった人が持久力もつき足腰も強くなれば、それは運動不足解消という点からは健康志向型運動にも貢献したのだとみることもできます。しかし、勝負を完全に無視した健康の維持・増進のためのスポーツはありえません。それはなぜなのか。

よく「わたしが健康なのは、週三回泳いでいるからです。昔水泳の選手でしたから」という方がいます。これは、現在泳ぐという全身「運動」をしているということであって、「スポーツ」としての水泳をしているわけではないのです。昔行っていたのは水泳競技だったとしても、現在行っているのは健康志向型運動の水泳。ここを教授する側がきちんと把握し、丁寧な説明が現場でなされていないと……運動やスポーツはたちまち特別な人間の行うものだ、という認識が広がってしまうと思うのです。

もう一つ、わたしが気になっているものは、いまだに「根性論」がスポーツ界を支配しているという現状が垣間見えることです。わたし自身も、長年あるスポーツ種目を競技対象として実践していました。そのなかで、特定の部位だけに負担をかけるような動きを長年つづけていたことで大きな怪我をしてしまった経験があります。つまりそのスポーツの正しい動き・姿勢を教わっていなかったということです。しかしコーチや監督はその怪我の原因を、取り組む姿勢、根性・気力不足などといった精神論だけで片付けようとやっきになっていました。これでは、運動やスポーツが本来もっている奥深さや楽しさを感じ取ることはとても難しい。

ここ数年、さまざまなトレーニング方法が編み出されていますから、すべてが根性論で片付けられることはなくなりつつあります。それでもスポーツ・運動科学をよしとしない現場が存在している以上、苦しい思いをしている立場の人間がいることに間違いありません。健康運動指導の現場ですら、あのクライアントさんは根性が足りない、という声が聞こえてくるのですから……。

運動やスポーツがとかくこのつらい部分で終始してしまいがちなのはなんとも悲しいことです。わたし自身も、現場で何度となくこのことを説明し、運動を生活の中に取り入れて、少しでも快適な時間を味わってほしいと指導に取り組んできました。それでも一〇〇人が一〇〇人、同じように理解し実践してくれるわけではありません。それでも……運動とスポーツの違いを理解し、そして本人に見合った運動を日々実践してくれる方はいます。そして笑顔になってすっきりとした表情で「ありがとう」といってくれる、そんな瞬間が心から嬉しくて長年指導をつづけてきました。

どんな事柄でもあてはまると思うのですが、「〇〇は、特別な人だけがするもの」という一側面だけで物事を判断・思考していくことは少々危険ですし、寂しいことだと思いませんか？仏様のような善人はそうそう見当たりません（笑）。さまざまな気質や人格があるからこそその人のおもしろみ・深みといったものが伝わってくるはず。運動やスポーツのもつ意味を知ったうえで、興味ある運動に一歩でも近づいていただけたら……とてもありがたいことですし、うれしくもあります。

じつはこの本の執筆中に、わたしは二児の母親となりました。上の子どもは三歳です。この二人をみていると（運動という観点から、ですが……笑）とてもうらやましくなることがあります。まず上の子どもはずっと動いていてもまったく疲れをみせません。こちらがストップをかけるまでいつまでも動くという並々ならぬ持久力。そして動きたいという自然な欲求のままに、身体をクネクネさせながら柔軟性にあふれる動きをよくみせてくれます。これはまだ赤ちゃんである下の子も同じです。二人の股関節の柔らかさといったら……。上の子はフィギュアスケート選手なみに足をサッと振り上げ、下の子は一八〇度以上に足をスゥッと開いたり。極めつけはいつでも楽しそうなこと。どんな動きをしていても、二人ともニコニコ笑顔です。

もともと人間が身体を動かすのは、こうしたごく自然な、「身体を動かしたいなあ」という欲求をもっているからなのですね。子どもたちをみているとまさにそう感じさせてくれます。ことさら意識することもなくくり返される運動。これが身体を発育させていくのですが、そんな「動くことが楽しくて仕方がない」姿をみていると、わたしももう少し「自然と」動くことができるようになれたらなあ、と反省させられます。

運動科学・運動指導に長年携わってきたおかげで、自然と動くことは覚えました。しかし、子育て・家庭のこと・仕事との折り合いなどの忙しさに負けてしまい、相当意識しなければ運動をしなくなっている日もでてきました。運動指導という立場でありながらこんな状態にあるわけで、情けない気持ちになることもしばしば……。ですが、運動に対する自然な欲求をもち合わせている子どもたちのおかげで、健康的な運動を維持することができています。そういったわけで、今では子どもたちがわたしの師匠です。無意識な欲求として「運動する」ということは、とても素敵なこと。大人のわたしたちが、もっとがんばらねば。

自分の意思でいつまでも自由に身体を動かすことができる楽しい生活を送るために、もっともっと意識して運動するべきではないかと思っています。食事をとったり眠ったりするのと同じくらいに自然にできるのです！　難しいと思われる方も多いかもしれませんが、心がけ次第、ちょっとしたきっかけ次第で、十分にそれが可能となるはずです。たとえば生活習慣病の予防は生活習慣の変革（食生活や運動実践）という心がけなしにはありえないですからね……。

本書がみなさまの運動実践のきっかけとなり、ジョギングやウォーキングの継続に一役買えればと願っています。無理はせず、ご自身の身体と日々よく相談（＝体話）しながら楽しく運動実践してみてください。そして困ったときには運動指導の専門家に遠慮なく質問しながら自分専用のオリジナル運動メニューをつくってみてください。

スポーツ種目を実践したくなったときは、くれぐれも日々の筋力トレーニングとストレッチングケアをお忘れなく。なにしろ、勝負事となると、ふだん以上の気持ちの高揚と動きのダイナミックさがついて回るでしょうから……。

最後に。みなさまの健康を心よりお祈りしています。どうぞ健康志向型運動と仲良くなってください。そして興味があれば競技指向型運動にもトライしてみてくださいね。
最後まで本書に目を通してくださってどうもありがとうございました。

桜井　静香

参考文献

Deitrick et. al., "*American Journal of Medicine*", vol.4, Elsevier（1948）

Ed. H. B. Falls, "Exercise Physiology," Academic Press（1968）

石井喜八ほか『運動生理学概論』大修館書店（一九七五）

浅見俊雄編著『身体運動学概論』大修館書店（一九七六）

宮下充正・大築立志〈講座現代のスポーツ科学〉『スポーツとスキル』大修館書店（一九七八）

宮下充正編著『運動生理学概論』大修館書店（一九八七）

大築立志『「たくみ」の科学』大修館書店（一九八八）

藤原健固『歩きの科学―なぜ頭とからだによいのか?』講談社（一九八八）

佐久間淳『ウォーキングはやっぱり〝効く〟』保健同人社（一九九二）

内山雅博監修『ジョギングから始めるフルマラソン』高橋書店（一九九三）

Ryan et. al., "*Experimental Physiology*", vol.90-4, A publication of the Physiological Society（1994）

『月刊フィジーク』一九九四年一〇月号・一九九七年七月号・一九九八年五月号・二〇〇〇年四月号

山田茂・福永哲夫『生化学・生理学からみた骨格筋に対するトレーニング効果』ナップ（一九九六）
宮下充正『運動するから健康である』東京大学出版会（一九九五）
池田克紀『ウォーキングの本』岩波ジュニア新書（一九九六）
Kauranen et. al., Human Motor Performance and Physiotherapy vol.1 (1998)
池田克紀『ウォーキングと水中ウォーキング』家の光協会（一九九九）
東京大学身体運動科学研究室編『教養としてのスポーツ・身体運動』東京大学出版会（二〇〇〇）
杉浦克己『運動する人がやせる・たくましくなる食事』アートフィールドアソシエイツ（二〇〇〇）
Bob Anderson, "Stretching," Shelter Press (2000)
シティーランナー編『ゆっくり走ればやせる―体脂肪減少のコツのコツ』学習研究社（二〇〇〇）
石井直方『みんなのレジスタンストレーニング―安全で効果的に筋トレを行うための知識と「部位別メニュー」』山海堂（二〇〇〇）
桜井静香監修『簡単ストレッチ』家の光協会（二〇〇一）
湯浅景元・青木純一郎・福永哲夫『体力づくりのためのスポーツ科学』朝倉書店（二〇〇一）
石井直方『筋と筋力の科学（1）重力と闘う筋』山海堂（二〇〇一）
松村道一、森谷敏夫・小田伸午訳『ヒトの動きの神経科学』市村出版（二〇〇二）
小出義雄『知識ゼロからのジョギング&マラソン入門』幻冬舎（二〇〇二）
矢部京之助・大築立志・笠井達哉『入門運動神経生理学―ヒトの運動の巧みさを探る―』市村出版

（二〇〇三）
湯浅景元『「ひねり運動」7秒ダイエット』講談社（二〇〇四）
飯島庸一・柿谷朱実松・原貴弘監修『バランスボールでキレイになる！　―気になる部分をシェイプアップ!!』池田書店（二〇〇五）
日本体育協会指導者育成専門委員会スポーツドクター部会『スポーツ医学研修ハンドブック』文光堂（二〇〇五）
松沢佑次監修『やさしいメタボリックシンドロームの自己管理』医薬ジャーナル社（二〇〇六）
桜井静香・中村正行・下倉淳介・高橋夏樹『災害時に役立つ！　読む救急箱―家族を救う応急手当てシチュエーション50』MCプレス（二〇〇六）
金哲彦『金哲彦のランニング・メソッド』高橋書店（二〇〇六）
栗原毅『「体重2キロ減」で脱出できるメタボリックシンドローム』講談社（二〇〇六）
桜井静香監修『DVD見ながらできる！　健康ストレッチ　ココロもカラダもリフレッシュ　からだを柔軟にする！＋こり・歪みがとれる！＋ストレス解消！』西東社（二〇〇七）

付録① ストレッチングのレベルアッププログラム

日々ストレッチング運動を行うことで身体の変化を感じ取ることができたら、バリエーションを増やし、全身の大きなストレッチング運動にチャレンジしてみませんか？ 静的・動的の両方の運動をたくさん取り入れることで、筋力アップや、脂肪燃焼が促される効果も期待できます。ただし無理は禁物です。できる範囲で行いましょう。時間に余裕があるときは、回数を増やして伸ばす時間を少し延長しながら、筋肉や関節により多くの刺激を与えてください。「体話」しながら関節に痛みを生じさせないように気をつけましょう。

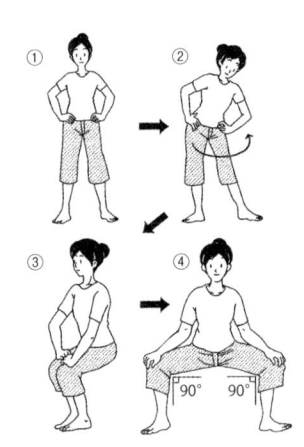

図１ 骨盤周り・おしり・脚部のストレッチング運動
キープ：④4〜8 秒間，回数：②：3 回，③：3〜4 回，①〜④：2〜3 回
①背筋を伸ばし立つ。足幅は少し広めで。②両手を腰にあて、腰をゆっくりと左右交互に回す。骨盤をほぐすように。③足を閉じて、屈伸運動を。④つま先と膝を外側に向けるようにし、両足を大きく開く。息を吐きながら腰をゆっくりと落とし、膝の角度が90度になったらキープ → 脱力。⑤①〜④の一連の流れをくり返す。

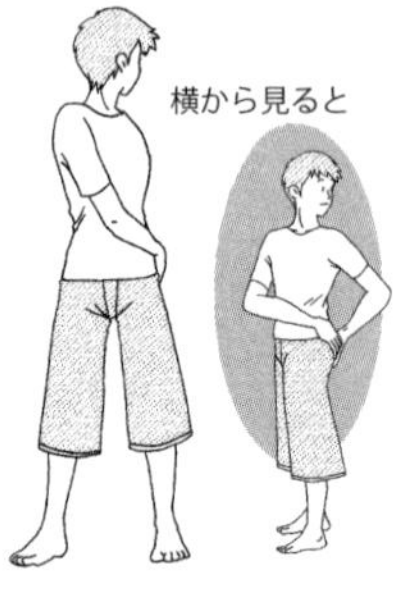

図２ ウエスト周りの引き締めストレッチング運動
キープ：3 秒間，回数：10 回
①背筋を伸ばして立つ。足は肩幅よりやや広めに。息を吐きながらゆっくりと腰を回し、後ろを向くような姿勢に。このとき下半身は動かさないように。その状態でキープ。②元の姿勢に戻り、反対側も同様に。左右交互にくり返す。

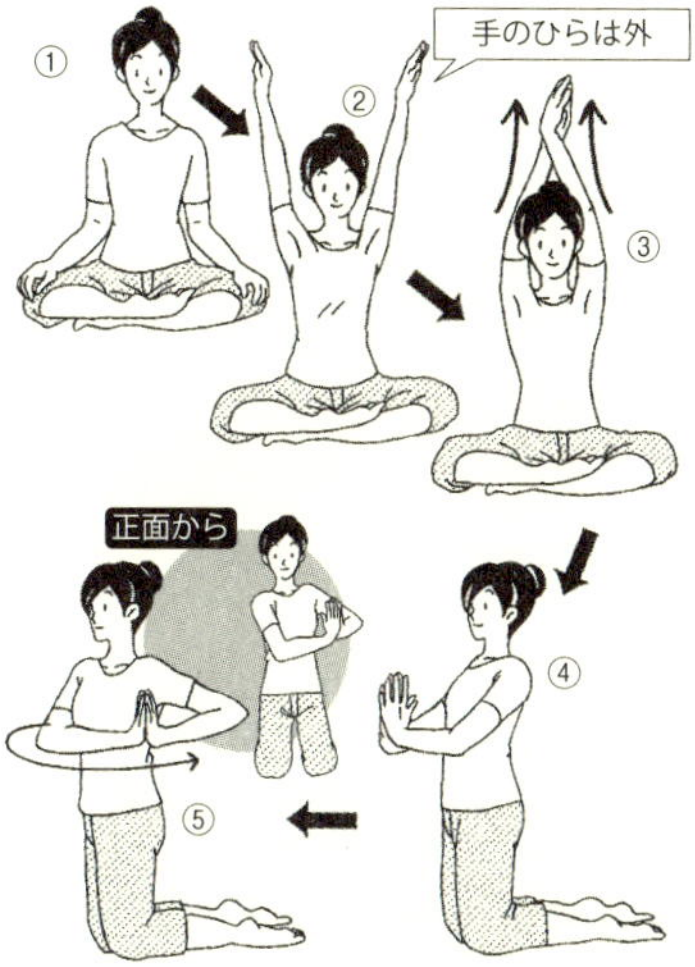

図 3　肩・胸・背中の筋力アップストレッチング運動
キープ：③3〜4 秒間、回数：③3〜4 回、④・⑤2〜3 回

①あぐらを組み、背筋を伸ばす。②両手をまっすぐ上げ、手のひらを外側へ。③手首をクロスさせ、手のひら同士を合わせ、息を吐きながらキープ → 脱力。反対側も同様に。腕は耳の後ろでまっすぐに伸ばす。左右交互にくり返す。④立て膝になり、胸の前で両手のひらを合わせる。⑤肘と床を平行に保ったまま腕を左。2〜3秒間かけて動かしたら、同じ秒数で正面へ。反対側も同様。

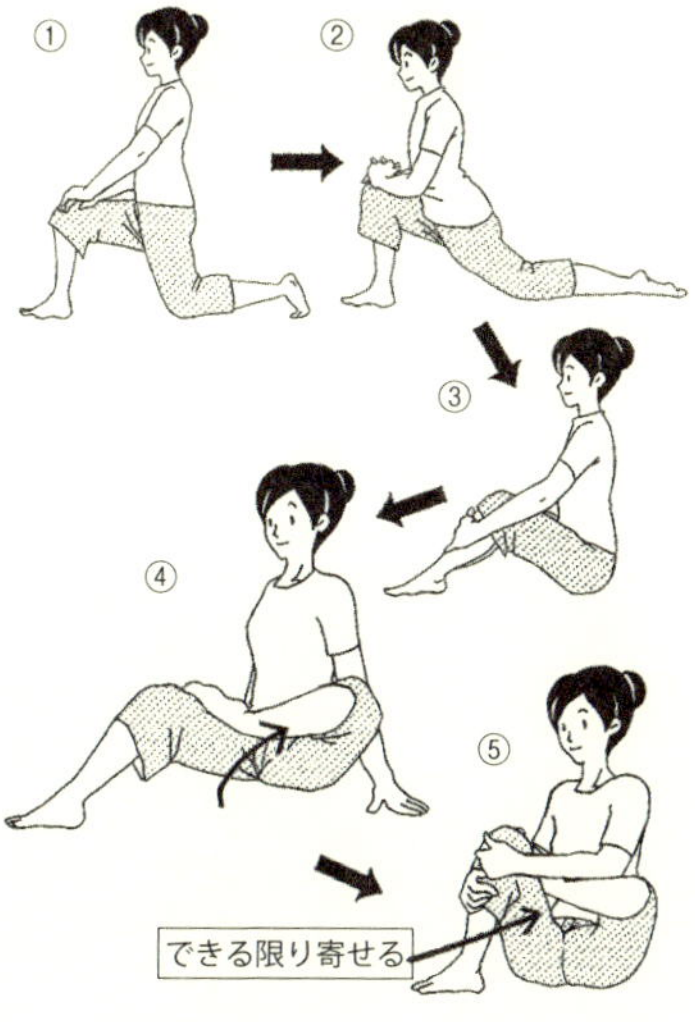

図 4　股関節・お尻のストレッチング運動
キープ：②3〜4 秒間、⑤4〜8 秒間、回数：①・②3〜4 回、④・⑤1〜2 回

①立て膝から右足を前に出し、両手を膝の上に乗せる。②ゆっくりと上体を少し前に倒し、重心を右足に乗せ、息を吐きながらキープ。反対側も同様。③座った姿勢になる。④両手を身体の後ろ。左足を右足の太ももの上に乗せ、足で「4の字」をつくる。⑤重心を前に移動しながら膝をかかえ、足を身体へ引き寄せる。息を吐きながらキープ → 脱力。同様に反対側も。

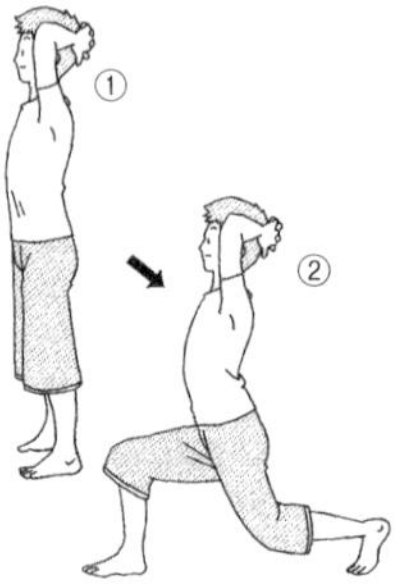

図 5　脚部の筋力アップストレッチング運動
キープ：4〜3 秒間、回数：3〜4 回

①背筋を伸ばして立ち、足は肩幅に開き、手は頭の後ろ。②右足を大きく前に出し左足の膝が床につく寸前で止める。息を吐きながらキープ後、勢いよく①の状態へ。反対も同様に。③①、②をくり返す。ややきつい運動。

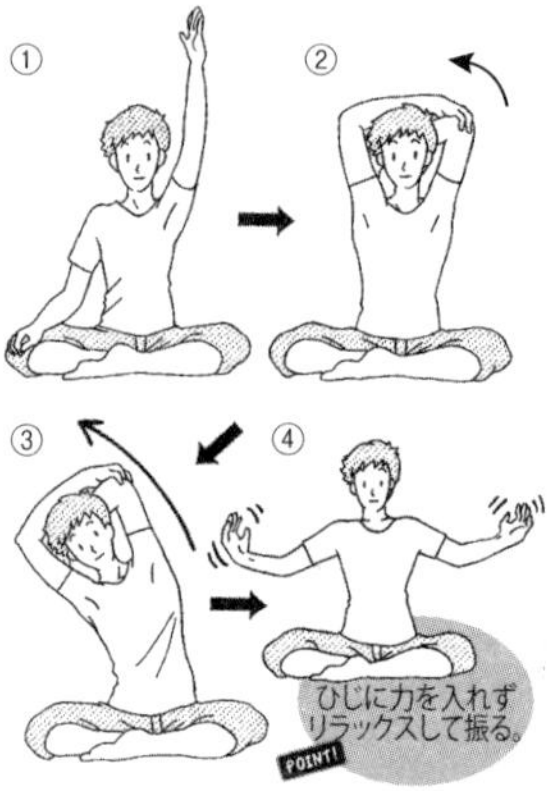
ひじに力を入れず
リラックスして振る。
POINT!

図 6　腕、肩のストレッチング運動
キープ：3〜4 秒間、回数：②・③2〜3 回

①あぐらを組んで座り、右手をまっすぐに上へ。手のひらは内側に。②腕を曲げ、反対側の手で包み込むようにして肘を押さえる。③ゆっくりと上体を横へ倒す。息を吐きながらキープ。反対側も同様。左右交互にくり返す。④最後に脱力をかねて、肘、手首をブラブラと振る。

付録②　筋力トレーニング編

ダンベル（以下：DB）を使ったトレーニング例（図 7）

①DB を胸の上までもち上げたらゆっくり下ろす。②片方の膝を台に乗せ、DB を下からゆっくり引き上げる。③背中を伸ばして膝の曲げ伸ばし。膝は 90 度くらいまで曲げる。④片方の足を大きく前へ、両足 90 度くらいの角度まで曲げる。⑤両肩を伸ばし、肘を曲げながら耳の横まで戻す。⑥かかとをグッと引き上げる。

①〜⑤まで、各 10 回ずつ。初心者は 1 セット程度、中級者は 2 〜 3 セット程度を目安に。無理はしない。⑥ 15 回を 1 セットとし、初心者は 1 〜 2 セット、中級者は 2 〜 3 セット程度を実施。すべての種目を行う必要はあり

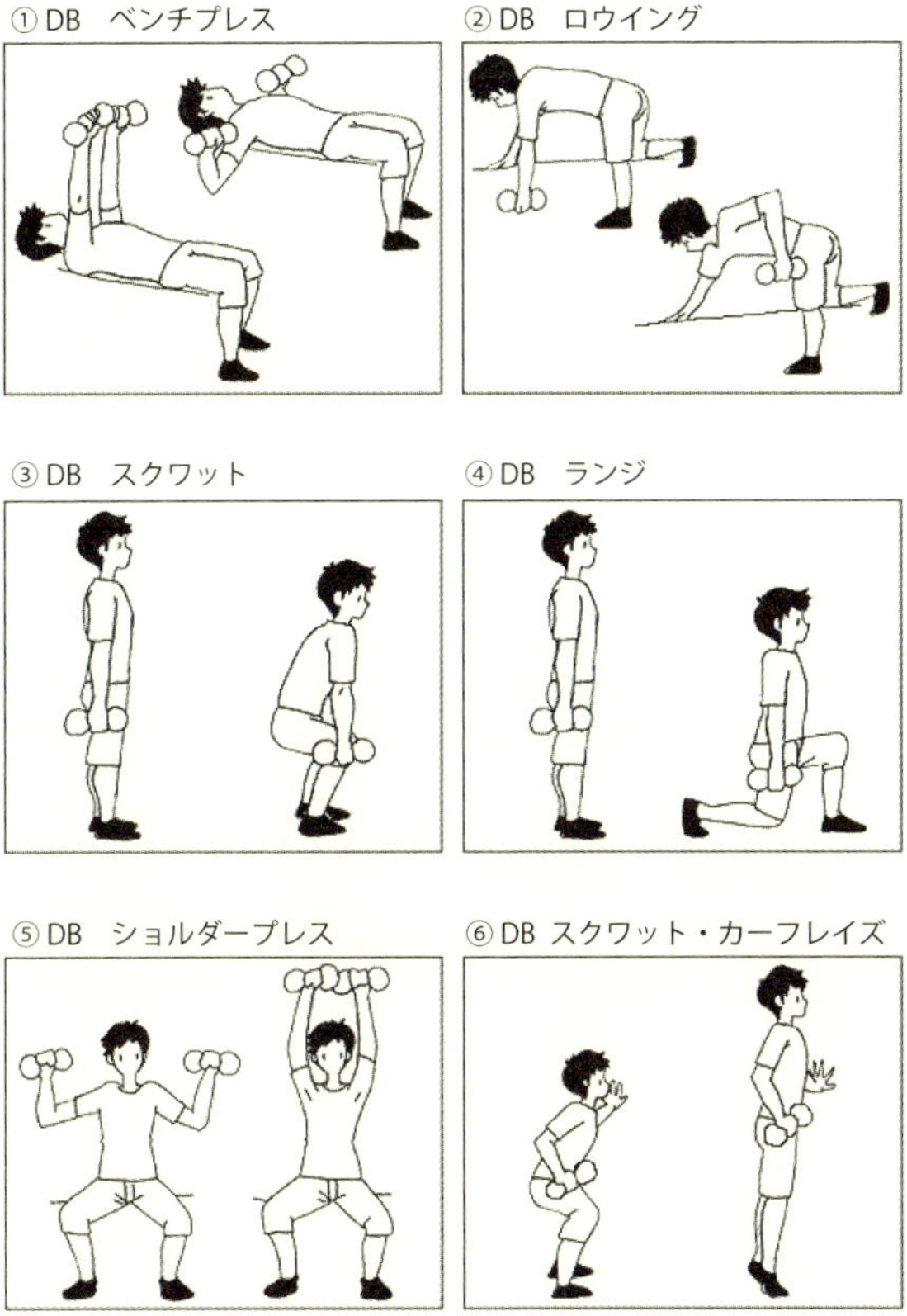

図7　ダンベルでのトレーニング

ません。ただ③だけは初心者も中級者も行うことをすすめます。

中級者は動作を意識しながら回数を12〜15回程度までに増やしてみましょう。あまり回数を増やしすぎると、持久的な要素が強く鍛えられることになりますので、回数の上限はこの程度で構いません。

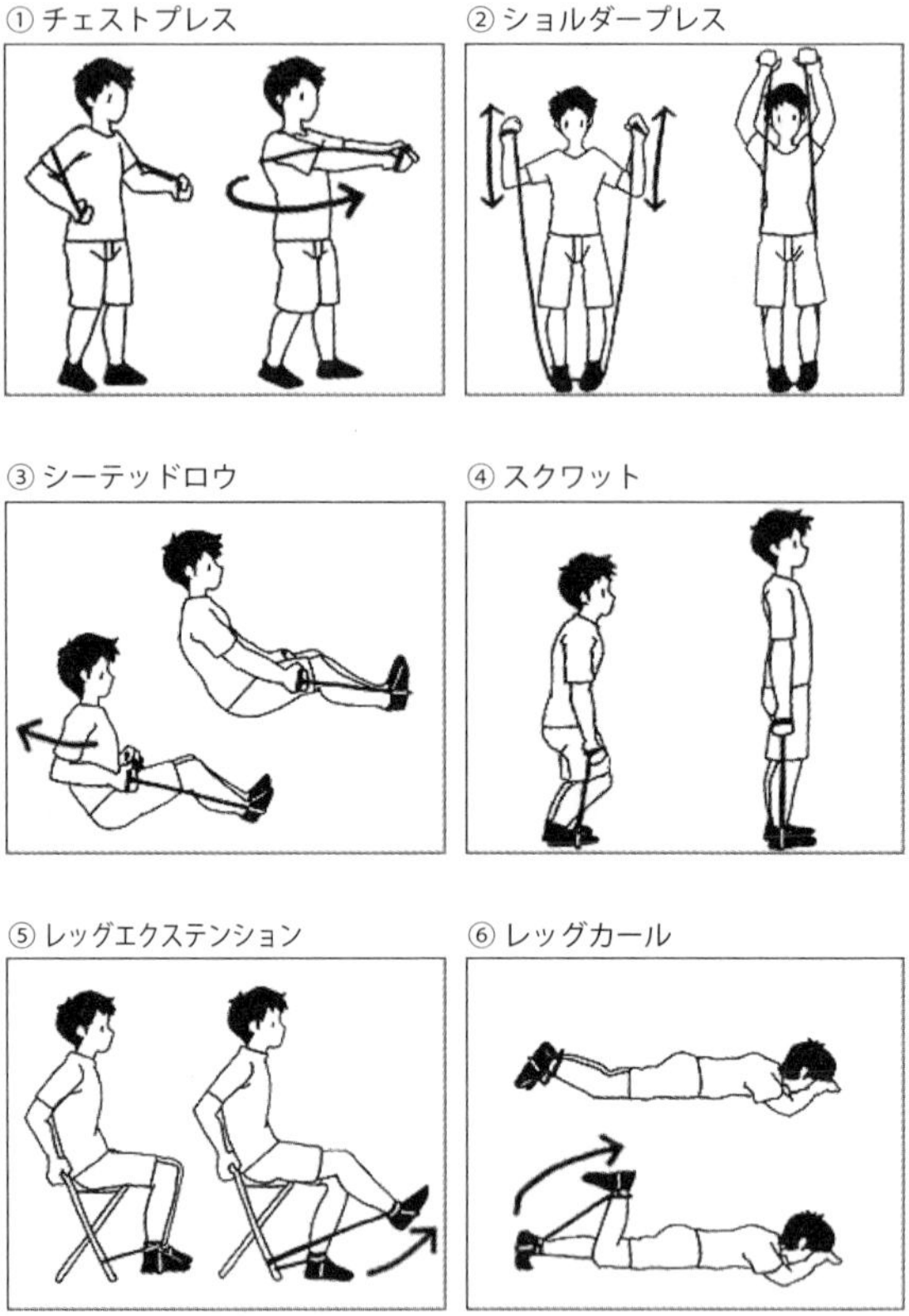

図 8　チューブでのトレーニング

チューブを使ったトレーニング例（図 8）

①両手でチューブを握り、背中にチューブを通す。両肘の曲げ伸ばし。曲げは深く。②チューブの中央部を両足で踏み、チューブの両端をもつ。DB ショルダープレスのように両肩をあげる。ただし、チューブの弾力は強いため、肘を軽く曲げた状態でストップ。③膝を軽く曲げて座る。足裏にチューブを通し、チューブの両端をもつ。腹筋に力を込めながらチューブを自分の

① ウォルスクワット
② スライドスクワット
③ レッグカール
④ ヒップリフト
⑤ プッシュアップ
⑥ プルオーバー
⑦ バックエクステンション＆リアレイズ

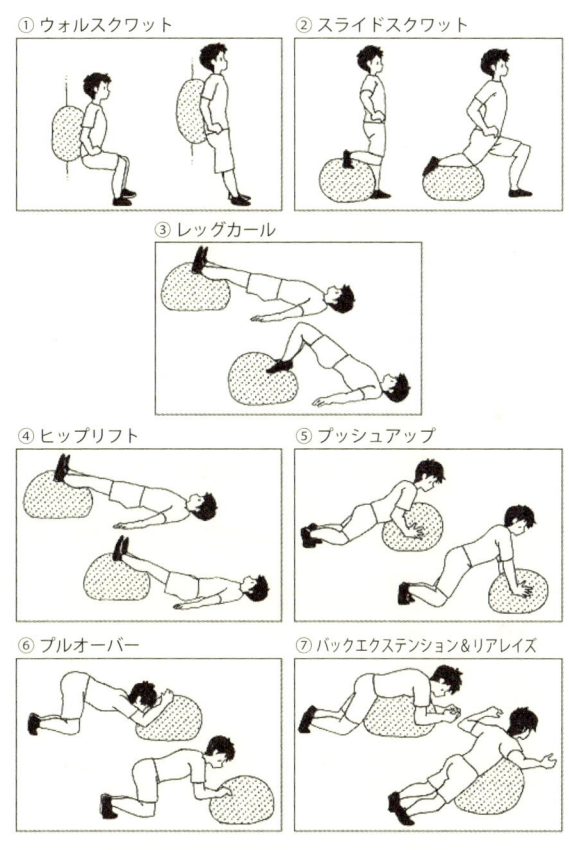

図9　バランスボールでのトレーニング

ほうへ引き寄せる。④両足の裏でチューブを踏み、両手でチューブをもつ(長さは自分で調節)。足は肩幅。お尻を突き出すようにしてしゃがむ⇔立つ。⑤椅子に座る。チューブは椅子と片方の足首へ巻きつける。膝を伸ばすようにして足を上方へ引き上げる。⑥うつぶせになる。チューブを両足首に巻きつける。片方の足を自分の背中へ引き寄せるようにして膝を曲げる。

初心者は各 10 ～ 12 回程度。中級者は各 12 ～ 15 回程度で。初心者は 1

セット、中級者は1～2セットを目安に。これもすべての種目を実施する必要はありません。チューブは関節の可動域がかなり広がります。初心者は呼吸をしっかりと意識して、無理のない程度まで動かすようにします。中級者は自分のトレーニング目標に合わせた動きを心がけましょう。

バランスボールを使ったトレーニング例（図9）

①壁とトレーニング者のあいだにボールを挟む。背筋を伸ばした状態で膝を90度くらいまで曲げる。②片足のつま先をボール上に乗せ、そのまま後ろにスライドさせながらスクワット。③肩までを床につけ、身体が斜め一直線になるようにボールに足を乗せる。その後勢いよく自分のほうへ膝を曲げながらボールを引き寄せる。④ふくらはぎをボールの上に乗せた状態で仰向けに。身体が斜め一直線になるように、お尻を勢いよく上げる。⑤ボールを用いて腕立て伏せ。⑥両膝を床につき両手はボールへ。背中を大きく伸ばすような動作。⑦ボールを抱えるようにして四つんばいに。そこから一気に背中・腰を反らす。つま先で支えて。両肘は曲げて胸を大きく広げるように。

初心者は各10回程度。中級者は各12～15回程度で。初心者は1セット、中級者は2～3セットを目安に。すべての種目を実施する必要はありません。バランスボールトレーニングは、弾性力のある大きなボールを使いますので、バランス感覚・調整力・敏捷性も同時に鍛えることができます。初心者にはかなり難しいので、1～2種目程度から始めましょう。中級者はできるだけリズムよく、1セットをスムーズにこなせるようになったらセット数を増やす形で行いましょう。

トレーニングマシンを使ったトレーニング例

①チェストプレス（上半身・押す、DBベンチプレスと類似）
②レッグプレス（下半身、DBスクワットと類似）
③ラットプルダウン（背中・肩、ワンハンドDBロウイングと類似）
④レッグエクステンション（下半身、DBランジと類似）
⑤ショルダープレス（肩、DBショルダープレスと類似）
⑥レッグカール（下半身、スクワット・カーフレイズと類似）

①③⑤は各10回程度で。②④⑥は各12回程度で。初心者は1セット、中級者は2～3セット程度を目安に。DBトレーニングと同様、すべての種目を実施しなくても構いません。②③は初心者も中級者も中心的に行っておくとよいでしょう。

上級者のプログラム

上級者プログラムの例は、初心者・中級者のプログラムのなかでも少しずつ紹介しています。また、その人の目的によってプログラムを多角的に組むことが大切なので、その目標にしっかりと沿ったものをつくります。運動指導者やトレーナーと相談して効率のよいプログラム作成に取り組んでくださ

い。ここでは三つの例を紹介しておきます。

A：筋肉を大きくしたい場合
筋肉を大きく、太くしたい場合は、とにかくトレーニングの量や頻度を確保しなければなりません。ボディビルダーに代表されるこれらのトレーニングは、身体の部位を数ヶ所に分けて行う分割法というプログラムの組み方が一般的です。
ここでは、三分割法を紹介しましょう。身体のパーツを三つに分け、3日間のサイクルで「脚の日」「胸・肩・上腕三頭筋の日」「背中・上腕二頭筋の日」を実施。同じ部位を鍛えるまでに中二日あけますので、回復の時間も取れ、1回のトレーニングで同じ部位を徹底的に追い込めるというメリットがあります。年齢や回復力、トレーニングの経験などを考慮しながらプログラムを組みましょう。効率よく筋肉を太くするには、8～10回程度ギリギリで挙上できる重量を選択します。セット数や量を多めに行うと効果的です。

B：スポーツのパフォーマンスを高めたい場合
筋肉をただ太くしたり、重い重量を扱えるようになるだけでは、筋肉は強くなりますがスポーツのパフォーマンス向上には結びつきにくいものです。筋のスピードや、筋の持久力、刺激に対して素早く筋肉を動かす能力（反応）など、パフォーマンスを高めるうえではさまざまな要素が必要です。スピードを要する種目においては重い重量を扱うことに加え、ジャンプトレーニングをプログラムに組み込むなどして、大きな力を素早く発揮できるようなトレーニングを行います。また、筋持久力を要する競技などでは、挙上重量を減らし、回数で追い込むようなトレーニングも大切です。その目的に応じ、どのような体力要素を高めていくのかを明確にしながらトレーニングを進めていきましょう。

C：すっきりとした身体を手に入れたい場合
一般的に引き締まった筋肉と体脂肪の少ない身体を手に入れるには、筋力トレーニングだけでなくウォーキングやジョギング、バイクこぎなどのエアロビック的なトレーニングと組み合わせて行ないます。トレーニング例としては、
・それほど重い重量ではなく、回数を多めにできる重量設定を
・12～20回くらいをギリギリでできる重さを選び、ゆっくりと行う
・筋力トレーニングのあとは、少し長めにエアロビック的なトレーニングを（最低でも15～20分以上継続）
などがあります。カロリー摂取は過剰になれば体脂肪が増えますし、足りなければ筋肉が落ちてしまいます。筋力トレーニングで基礎代謝をアップし、エアロビック的なトレーニングでエネルギー消費をし（体脂肪の利用）、食事で必要な栄養素をとりながら、心身ともに健康で引き締まった身体を手に入れたいものですね。

上級者になって成果を求めるのであれば、肉体的にも精神的にもある程度は追い込んだトレーニングが要求されてきます。慣れれば慣れるほど、また専門的な内容になればなるほど、ウォーミングアップとクーリングダウンが重要です。一流スポーツ選手ほど基本を大切にするように、これまで身につけてきたウォーミングアップやクーリングダウンを含めた基本事項を再徹底することが求められてくることでしょう。

付録③　ウォーキングプログラムの例

初心者はまずは無理なく心地よく歩くことを目安に、心拍数とも相談しながらスタートしてみましょう。実際に運動処方で行った「ウォーキング、始めの一ヶ月間プログラム」をご紹介したいと思います（表①）。これで物足りない方は、ぜひ距離を伸ばしたりペースを上げたりしながら調節していきましょう。最初はウォーキングで気持ちよく汗をかきながら、「歩くことが

表①　初心者プログラム

週目	速度（強度）	合計所要時間	運動頻度	他
1	自分の歩きやすいペースで	5分*7～8分*3分	週に2～3日程度	*のところで心拍数計測ＯＲ休憩あり
2	自分の歩きやすいペースで＋早歩き	5分（普通歩き）*7～8分（早歩き）*5分（普通歩き）	週に3日程度	*のところで心拍数計測ＯＲ休憩あり
3	自分の歩きやすいペースで＋早歩き	5分（普通歩き）*10分（早歩き）*5分（普通歩き）	週に3～4日程度	*のところで心拍数計測ＯＲ休憩あり
4	自分の歩きやすいペースで	7～8分*10分*5分	週に4～5日程度	*のところでの休みは短めに
5	自分の歩きやすいペースで＋早歩き	5分（普通歩き）*10分（早歩き）*7～8分（普通歩き）	週に3～4日程度	*のところでの休みは短めに
6	自分の歩きやすいペースで＋早歩き	7～8分（普通歩き）*12分（早歩き）*10分（普通歩き）	週に3～4日程度	*で早歩きのペースを5週目よりアップ
7	自分の歩きやすいペースで＋早歩き	7～8分（普通歩き）*15～18分（早歩き）*10分（普通歩き）	週に3日程度	早歩きは無理をせず継続を心がけて
8	自分の歩きやすいペースで	20～30分	週に3～4日程度	歩き続けることを目標に。速いペースがよければ、それでもＯＫだが無理せずに。

楽しい」と実感できることが大切です。無理のないように。

初心者プログラムでは物足りなくなってきた、と感じられた方は上級者プログラム（表②）にトライしてみてください。二ヶ月間のプログラム後半は、ややきついものとなっていますが、これは足腰をさらに丈夫にし、今後のウォーキングイベントなどへの参加も視野にいれながらのプログラムとなっています。また、十分なウォーミングアップとクーリングダウンをともないながら、自分の体調にあわせて実践してください。このとおりにこなさねばならないわけではありません。4週目で仕事の疲労がピークに達したときは、2週目に戻ってまた再度ゆっくり始めても構わないのです。大事なことは長つづきさせること。そしてペースが自分でできあがってきたら、オリジナルのプログラムを自作します。ウォーキングを自由自在に楽しんでみてください。

表②　上級者プログラム

週目	速度（強度）	合計所要時間	運動頻度	他
1	自分の歩きやすいペースで	8分＊10分＊8分	週に3日程度	＊のところで心拍数計測ＯＲ休憩あり
2	自分の歩きやすいペースで＋早歩き	10分（普通歩き）＊ 10分（早歩き）＊ 5,6分（普通歩き）	週に3日程度	＊のところで心拍数計測ＯＲ休憩あり
3	自分の歩きやすいペースで＋早歩き	12分（普通歩き）＊ 15分（早歩き）＊ 10分（普通歩き）	週に3～4日程度	＊のところでの休みは短めに
4	自分の歩きやすいペースで	12分＊20分＊5分	週に4日程度	＊のところでの休みは短めに
5	自分の歩きやすいペースで＋早歩き	10分（普通歩き）＊ 15分（早歩き）＊ 10～15分（普通歩き）	週に3～4日程度	＊のところでの休みは短めに
6	自分の歩きやすいペースで＋早歩き	10分（普通歩き）＊ 15分（早歩き）＊ 15分（普通歩き）	週に3～4日程度	＊で休憩せずに心拍数のみ計算
7	自分の歩きやすいペースで＋早歩き	15分（普通歩き）ー 20分（早歩き）ー 10分（普通歩き）	週に3～4日程度	継続を心がけて
8	自分の歩きやすいペースで＋早歩き	20分（普通歩き）ー 20分（早歩き）ー 25分（普通歩き）	週に4～5日程度	歩き続けることを目標に。すべて速いペースがよければ、それでもＯＫだが無理せずに。

付録④　ジョギングプログラムの例

プログラムは提示しますが、必ずこのとおりにこなさなくても OK です。どのプログラムにも共通していえることは、まわりに合わせるのではなく、

表③　まったくの初心者プログラム

月	ウォーキング40分前後
火	休憩日（ストレッチング運動や補強運動のみ）
水	ウォーキング40分前後
木	ウォーキング30～40分前後
金	休憩日（ストレッチング運動や補強運動のみ）
土	ウォーキング（10分前後）＋ジョギング（ゆっくり走り、疲れたら終了）を2～3セット行う
日	ウォーキング30分前後

「自分に合ったプログラム」を立てること。仕事の都合、旅行、日常生活のリズム、いろいろと要因があることでしょう。プログラムをこなせない場合のオリジナルメニューも自分で決めておくとよいかもしれませんね。自分で決めるのが不安な場合は、インストラクターや運動指導者に相談してみましょう。身体・精神面ともに自分のリズムを大事に考えてください。

A：初心者プログラム

初心者の場合は、少ない距離を断続的に行う「ちょこちょこタイプ」と、一回で多く行う「集中タイプ」に分けて考えます。

・ちょこちょこタイプ：1日10分以上を目安としたジョギングとウォーキングを。これは回数が増えるので全体的な代謝アップが期待できます。

・集中タイプ：週に2～3回、2～6km程度（20～60分ほどのジョギングとウォーキング）から始めるとよいでしょう。これは、距離が徐々に増えるため、心肺維持機能の向上が効果として出やすくなります。この場合は、月あたり20～30km弱が目安に。ストレス解消や身体機能の向上が、両者ともに期待できるでしょう。

どちらも慣れてくれば回数や距離を伸ばしていきましょう。

ウォーキング・ジョギング実践の日は必ずウォーミングアップとクーリングダウンの実践を忘れないように。補強運動（体幹運動やツイスト運動など）も実践できる時間があれば行うようにしましょう。

表4　初心者プログラム

＊ちょこちょこタイプ

月	ウォーキング 30 〜40 分＋ジョギング 5 分程度
火	ウォーキング 15 分 ＋ジョギング 10 分前後 ×2 セット
水	休憩日
木	ウォーキング 20 分＋ジョギング 7、8 分程度
金	ウォーキング 10 〜 15 分＋ジョギング 7、8 分程度
土	ウォーキング10分前後＋ジョギング10〜15分程度 ×2セット
日	休憩日（ストレッチング運動や補強運動のみ）

＊集中タイプ

月	ウォーキング 10 分 ＋ジョギング 10 〜 15 分程度
火	ウォーキング 5 分 ＋ジョギング 10 〜 20 分程度
水	休憩日（ストレッチング運動や補強運動のみ）
木	ウォーキング 15 分 ＋ジョギング 20 分程度
金	ジョギング 30 〜 40 分程度ゆっくりと
土	休憩日
日	ウォーキング10分前後＋ ジョギング15〜20分程度

B：中級者プログラム

初心者プログラムを物足りなく感じたら、中級者プログラムへ移行してみましょう。できるだけ距離を伸ばしながら、ゆっくりと長い時間走ることを目標とします。この段階になれてきたらある距離を設定し、走りに強弱をつけて自分に合ったスタミナ配分を考えていくのもよいでしょう。月あたり 50 〜 100km を目安に。

表5　中級者プログラム例

月	ウォーキング 60 分もしくは 30 分ジョギング
火	筋力トレーニングやストレッチング運動などで補強トレーニングを
水	7〜8 ㎞近くを自分のペースで（慣れればスピードに強弱をつける）
木	ウォーキング 30 分＋ジョギング 20 〜 30 分
金	60 〜 90 分程度（10 ㎞近く）を自分のペースでゆっくりと長く走る
土	筋力トレーニングやストレッチング運動などで補強トレーニングを
日	7〜8 ㎞近くを自分のペースで（慣れればスピードに強弱をつける）

C：上級者プログラム

上級者では、長い時間・長い距離を走る日や、「ジョグ→全速から 7、8 割程度の速さで走る（維持可能な速さであること）」のサイクルをつくりま

す。さらに上をめざす場合は、インターバルトレーニング（全力とジョギング）などを組み込み（強化したい距離によってインターバルの距離設定が変わる）ます。インターバルは慣れてくれば少しずつ本数を増やしてみましょう。

長い距離を走るので、呼吸にも少し気配りを。基本は「リズムを崩さないこと」と「吐くことに意識」です。月あたりの目安は150～200kmくらいで。

表⑥　上級者プログラム例

月	ウォーキング40分前後もしくは30分ジョギング　5～7㎞前後を
火	筋力トレーニングやストレッチング運動などで補強トレーニングを
水	ジョギング60分前後を自分のペースで 10㎞前後
木	ウォーキング30～45分＋ジョギング10分　7㎞前後を
金	ジョギング30分または全力の7割程度の力で30分走る 5～7㎞前後を
土	90～120分程度の長い距離を時間をかけて走る 20㎞前後を
日	ジョギング60分前後を自分のペースで10㎞前後

・インターバル例

目標とする距離の1/3程度の距離を設定し維持可能な最大速度で走ります。インターバル（休息＝ジョギング）はかかった時間（かかりうる時間）の0.5～1倍程度の時間を設定。インターバルを時間で設定しにくい場合は走った距離の1/3程度の距離を設定。

インターバルメニューの例としては、3kmに合わせる場合「(1kmラン→300mジョグ）×5本」などがあります。

表⑦　週間メニュー例

月	長い距離を長い時間ジョギング＋インターバルトレーニング3㎞（高強度）…6、7本
火	休憩日
水	長い距離を長い時間ジョギング…10㎞程度
木	ウォーキングを交えて長い距離をジョギング…10～15㎞
金	長い距離を長い時間ジョギング…20㎞程度を自分のペースで
土	長い距離を長い時間ジョギング＋インターバルトレーニング2～3㎞（高強度）…5、6本
日	休憩日

桜井静香（さくらい・しずか）

1973年宮城県生まれ。東京大学大学院生命環境科学系身体運動科学グループ博士課程修了。学術博士（専門：運動神経生理学）。在学中からスポーツ選手や生活習慣病患者やリハビリ患者などのパーソナルトレーナーとして、運動科学の知見に基づいたコンディショニングトレーニング指導・健康運動指導に携わる。これまで関わったクライアントは日・米総勢1700名以上。

現在は現代健康出版（元気総合研究所21）に所属し、健康管理組合の運動アドバイザーも務める。（有）J-spirit アドバイザー。

著書に、『簡単ストレッチ』（家の光協会）、『読む救急箱』（監修、MCプレス）、『DVD見ながらできる健康ストレッチ』（西東社）がある。

DOJIN選書 015

あなたのエクササイズ間違《まちが》っていませんか？

運動科学《うんどうかがく》が教《おし》える正《ただ》しい健康《けんこう》メソッド

第1版 第1刷 2008年3月20日

検印廃止

著　　者	桜井静香
発 行 者	曽根良介
発 行 所	株式会社化学同人
	600 - 8074 京都市下京区仏光寺通柳馬場西入ル
	編集部 TEL：075-352-3711 FAX：075-352-0371
	営業部 TEL：075-352-3373 FAX：075-351-8301
	振替 01010-7-5702
	http://www.kagakudojin.co.jp webmaster@kagakudojin.co.jp
装　　幀	木村由久
印刷・製本	株式会社ファインワークス

ISBN978-4-7598-1315-9